CB051501

Série Pockets de

MEDICINA INTENSIVA

VOLUME IV

MONITORAÇÃO HEMODINÂMICA

Série Pockets de

MEDICINA INTENSIVA

Editor da Série: Hélio Penna Guimarães

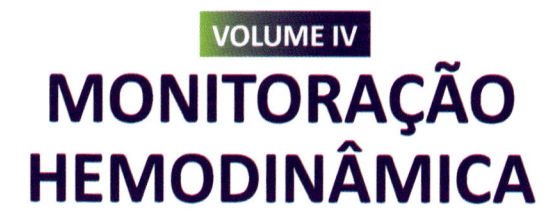

VOLUME IV

MONITORAÇÃO HEMODINÂMICA

EDITORES

Nair Naiara Barros de Vasconcelos
Hélio Penna Guimarães

São Paulo

2024

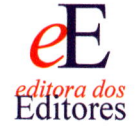

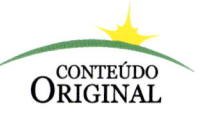

POCKETS DE MEDICINA INTENSIVA ▪ MONITORAÇÃO HEMODINÂMICA
Hélio Penna Guimarães ▪ Nair Naiara Barros de Vasconcelos ▪ Hélio Penna Guimarães

Produção editorial VILLA D'ARTES
Projeto gráfico Catia Soderi
Diagramação VILLA D'ARTES
Copidesque Vânia Cavalcanti

Revisão VILLA D'ARTES

© 2024 Editora dos Editores

Todos os direitos reservados. Nenhuma parte deste livro poderá ser reproduzida, sejam quais forem os meios empregados, sem a permissão, por escrito, das editoras. Aos infratores aplicam-se as sanções previstas nos artigos 102, 104, 106 e 107 da Lei nº 9.610, de 19 de fevereiro de 1998.

Editora dos Editores
São Paulo: Rua Marquês de Itu, 408 – sala 104
– Centro. (11) 2538-3117
Rio de Janeiro: Rua Visconde de Pirajá, 547 – sala 1121
– Ipanema.

www.editoradoseditores.com.br

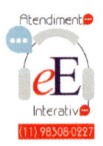

Impresso no Brasil
Printed in Brazil
1ª impressão – 2024

Este livro foi criteriosamente selecionado e aprovado por um Editor científico da área em que se inclui. A Editora dos Editores assume o compromisso de delegar a decisão da publicação de seus livros a professores e formadores de opinião com notório saber em suas respectivas áreas de atuação profissional e acadêmica, sem a interferência de seus controladores e gestores, cujo objetivo é lhe entregar o melhor conteúdo para sua formação e atualização profissional.
Desejamos-lhe uma boa leitura!

Dados Internacionais de Catalogação na Publicação (CIP)
Angélica Ilacqua CRB-8/7057

Monitoração hemodinâmica : vol. IV / editores do volume: Nair Naiara Barros de Vasconcelos, Hélio Penna Guimarães. -- São Paulo : Editora dos Editores, 2023.
210 p. : il., color. (Série Pockets de Medicina Intensiva / editado por Hélio Penna Guimarães)

Bibliografia
ISBN 978-65-6103-000-7

1. Monitorização hemodinâmica 2. Medicina intensiva I. Guimarães, Hélio Penna II. Hohmann, Fábio Barlem III. Baldisserotto, Sérgio IV. Série

23-6433   CDU 616.10754

Índices para catálogo sistemático:
1. Monitorização hemodinâmica

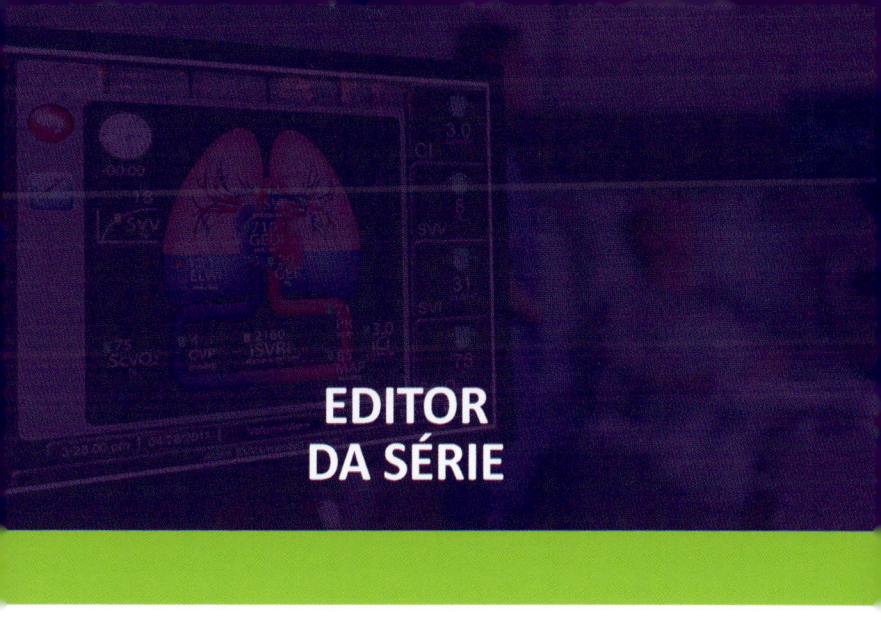

EDITOR
DA SÉRIE

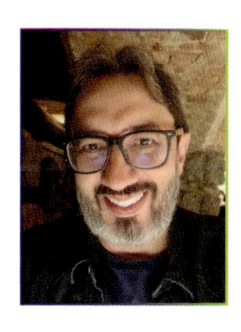

Hélio Penna Guimarães

→ Médico Especialista em Medicina de Emergência (ABRAMEDE), Medicina Intensiva (AMIB) e Cardiologia (IDPC).

→ Doutor em Ciências pela Universidade de São Paulo (USP).

→ Médico do Departamento de Pacientes Graves do Hospital Israelita Albert Einstein (HIAE).

→ Médico Supervisor do Programa de Residência em Medicina Emergência da Universidade de São Paulo- USP.

→ Professor Afiliado e Médico da UTI da Disciplina de Cirurgia Cardiovascular da Universidade Federal de São Paulo(EPM-UNiFESP).

→ Professor Titular de Medicina de Emergência do Centro universitário São Camilo-SP.

→ Presidente da Federação Latino Americana de Medicina de Emergência (FLAME)2023-2025.

→ Presidente da Associação Brasileira de Medicina de Emergência (ABRAMEDE) 2020-2023.

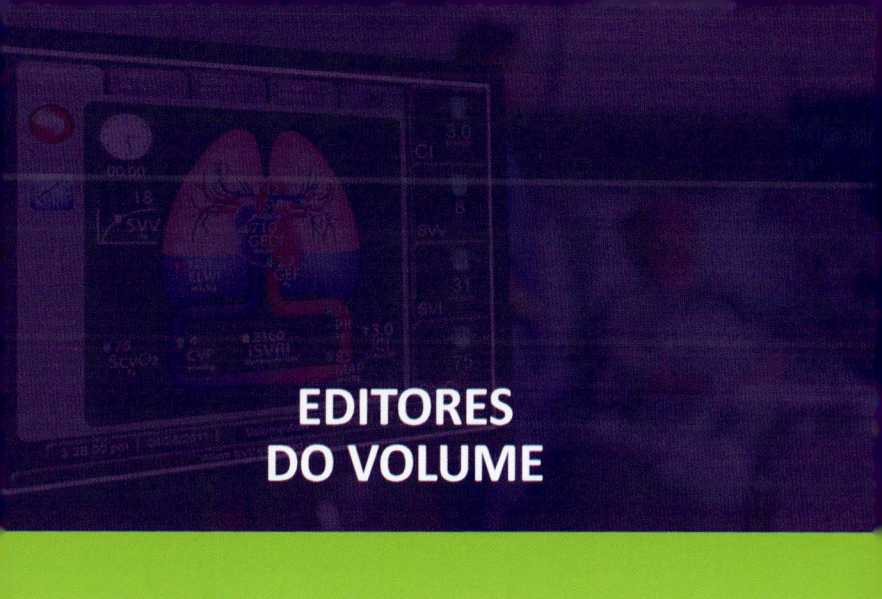

EDITORES
DO VOLUME

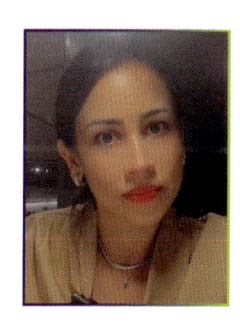

Nair Naiara Barros de Vasconcelos

→ Médica intensivista.

→ Título de Especialista pela AMIB e residência em terapia intensiva pelo hospital Paulistano.

→ Residência em Clínica Médica pelo Hospital Mandaqui.

→ Diarista no Hospital Leforte liberdade.

→ Diarista no Hospital São Luiz.

→ Atuou por 6 anos no Departamento de Pacientes Graves do Hospital israelita Albert Einstein.

→ Professora na Pós-Graduação de Terapia Intensiva do Hospital Israelita Albert Einstein.

→ Coordenadora no Programa de Educação na Área da Saúde- Fisiolofando.

→ Pós-Graduação em Terapia Nutricional em Pacientes Graves do Hospital Israelita Albert Einstein.

→ Professora da Pós-Graduação.

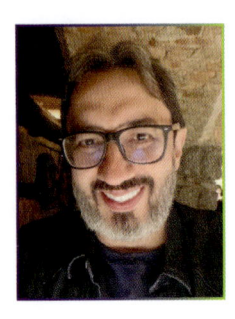

Hélio Penna Guimarães

→ Médico Especialista em Medicina de Emergência (ABRAMEDE), Medicina Intensiva (AMIB) e Cardiologia (IDPC).

→ Doutor em Ciências pela Universidade de São Paulo (USP).

→ Médico do Departamento de Pacientes Graves do Hospital Israelita Albert Einstein (HIAE).

→ Médico Supervisor do Programa de Residência em Medicina Emergência da Universidade de São Paulo- USP.

→ Professor Afiliado e Médico da UTI da Disciplina de Cirurgia Cardiovascular da Universidade Federal de São Paulo(EPM-UNiFESP).

→ Professor Titular de Medicina de Emergência do Centro universitário São Camilo-SP.

→ Presidente da Federação Latino Americana de Medicina de Emergência (FLAME)2023-2025.

→ Presidente da Associação Brasileira de Medicina de Emergência (ABRAMEDE) 2020-2023.

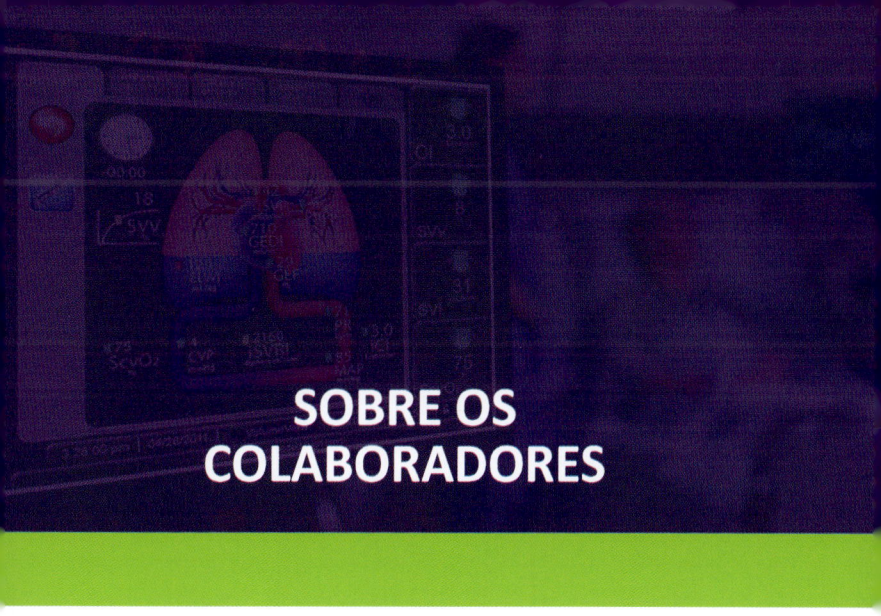

SOBRE OS COLABORADORES

Barbara Camarco do Lago Arcoverde

- → Graduação em Medicina- Centro Universitário UNINOVAFAFI.
- → Residência em Clínica Médica- Coniunto Hospitalar do Mandaqui/SP.
- → Residência em Medicina Intensiva- Hospital Paulistano/SP.
- → Título Especialista em Medicina Intensiva – AMIB.
- → Médica Assistente da UTI Hospital Sírio Libanês.
- → Preceptora da residência médica em Medicina Intensiva do Hospital Sírio Libanês.
- → Pós graduação em Neurointensivismo pelo Hospital Sírio Libanês.

Carolina de Moraes Pellegrino

- → Médica Intensivista pelo Programa de Terapia Intensiva da AMIB.
- → Título em Terapia Intensiva pela AMIB.
- → Plantonista da UTI do Hospital Israelita Albert Einstein.
- → Preceptora da Faculdade de Medicina Albert Einstein.

Cássia Souza Farias do Vale

→ Médica Intensivista da UTI HCOR/SP, INCOR/SP e HIAE.
→ Aprimoramento em IC/Tx Cardíaco no HIAE.
→ Título de Especialista pela AMIB/AMB.
→ Residência em Clínica Médica e Terapia Intensiva.

Eduardo Ferro Mocsári

→ Médico Residente de Anestesiologia do Hospital israelita Albert Einstein.

Evelyn Sue Nakahira

→ Graduação em Medicina pela Faculdade de Medicina da Universidade de São Paulo (FMUSP) de 2012 a 2017.
→ Residência Médica em Cirurgia Geral pela Faculdade de Medicina da Universidade de São Paulo (FMUSP) de 2018 a 2020.
→ Residência Médica em Cirurgia Torácica pela Faculdade de Medicina da Universidade de São Paulo (FMUSP) de 2020 a 2022.

Felipe Galdino Campos

→ Médico formado pela Faculdade de Ciências Médicas de Minas Gerais.
→ Pós-Graduando e Residente de Medicina Intensiva pelo Hospital Israelita Albert Einstein.

Gustavo Niankowski Saliba

→ Médico Intensivista Hospital Israelita Albert Einstein
→ Cirurgião Cardíaco do Grupo de Transplante Pulmonar Hospital Israelita Albert Einstein.

Isabella Bispo Diaz

→ Médica formada pela Universidade de Mariíia.

Isabela Yuri Tsuji

→ Graduação em Medicina pela Faculdade Estadual de Medicina de Marilia (FAMEMA).
→ Residência de Clínica Médica e de Terapia Intensiva pelo Hospital das Clínicas da Faculdade de Medicina da USP (HC-FMUSP).

→ Especialização em Cuidados Paliativos pelo Instituto de Ensino e Pesquisa do Hospital Sirio Libanês.

→ Titulo de Especialista em Terapia Intensiva pela AMIB.

Jose Mateus Costa

→ Anestesiologista, Título Superior em Anestesiologia – SBA.

→ Instrutor Corresponsável pela Residência em Anestesiologia do CET do Hospital Israelita Albert Einstein – SBA.

→ Instrutor do Grupo ETTI – SBA.

Marcello Fonseca Salgado-Filho

→ Médico Anestesiologista da Equipe Takaoka.

→ Coordenador do Curso de Ecocardiografia Transesofágico Intraoperatória da Sociedade Brasileira de Anestesiologia (ETTI/SBA).

→ Membro do Trabalho Conjunto entre a Sociedade Brasileira de Anestesiologia (SBA) e o Departamento de Imagem Cardiovascular da Sociedade Brasileira de Cardiologia (DIC/SBC).

→ Ex-Presidente do Comitê do Título Superior de Anestesiologia da Sociedade Brasileira de Anestesiologia (TSA/SBA- 2021).

→ Editor Associado do Brazilian Journal of Anesthesiology (BJAN/SBA).

→ Coordenador da Pós-Graduação em Anestesia para Cirurgia de Alta Complexidade do Hospital Israelita Albert Einstein.

→ Instrutor-Corresponsável pela Residência Médica em Anestesiologia do Hospital Israelita Albert Einstein.

→ Membro do Comitê de Anestesia Cardiovascular da Sociedade de Anestesiologia do Estado de São Paulo (SAESP).

→ Realizou estágio em Anestesia Cardiovascular e Ecocardiografia Transesofágica Intraoperatória em Cleveland Clinic Foundation (CCF).

→ PhD em Ciências Cirúrgicas pela Universidade Federal do Rio de Janeiro (UFRJ).

→ Mestre em Saúde Brasileira pela Universidade Federal de Juiz de Fora (UFJF).

→ Pós-Graduado "Latu Sensu" em Anestesiologia Pediátrica pelo Instituto Fernandes Figueiras (FIOCRUZ).

Thales Abreu Tedoldi

→ Médico Anestesiologista da Equipe Takaoka.

→ Residência Médica em Anestesiologia pela Irmandade Santa Casa de São Paulo.

→ Título Superior em Anestesiologia – SBA.

→ Corresponsável pelo Centro de Ensino e Treinamento em Anestesiologia do Hospital Israelita Albert Einstein.

→ Instrutor do Grupo ETTI (Ecocardiografia Transtorácica e Transesofágica no Intraoperatório) da SBA.

Uri Adrian Prync Flato

→ Médico do Departamento de Pacientes Graves do Hospital Israelita Albert Einstein.

→ Médico Plantonista do Hospital Samaritano Higienópolis-Américas.

→ Doutorado USP.

→ Título de Especialista AMIB/SBC/DIC/SBCM/ABRAMEDE.

→ Membro da Comissão em Ultrassonografia da ABRAMEDE.

Victor Lisboa Peixoto

→ Médico Graduado pela Universidade Estadual de Santa Cruz (2019).

→ Residente de Medicina Intensiva no Hospital Israelita Albert Einstein.

Vitor Benincá

→ Médico emergencista e emergencista pediátrico.

→ Mestre em neurociências pela Universidade do Extremo Sul Catarinense - UNESC.

→ Presidente do comitê de ultrassom da Associação Brasileira de Medicina de Emergência (ABRAMEDE).

→ Editor assistente do jornal brasileiro de medicina de emergência- JBMEDE.

→ Coordenador do Departamento de Emergência do Hospital materno infantil Santa Catarina- HMISC.

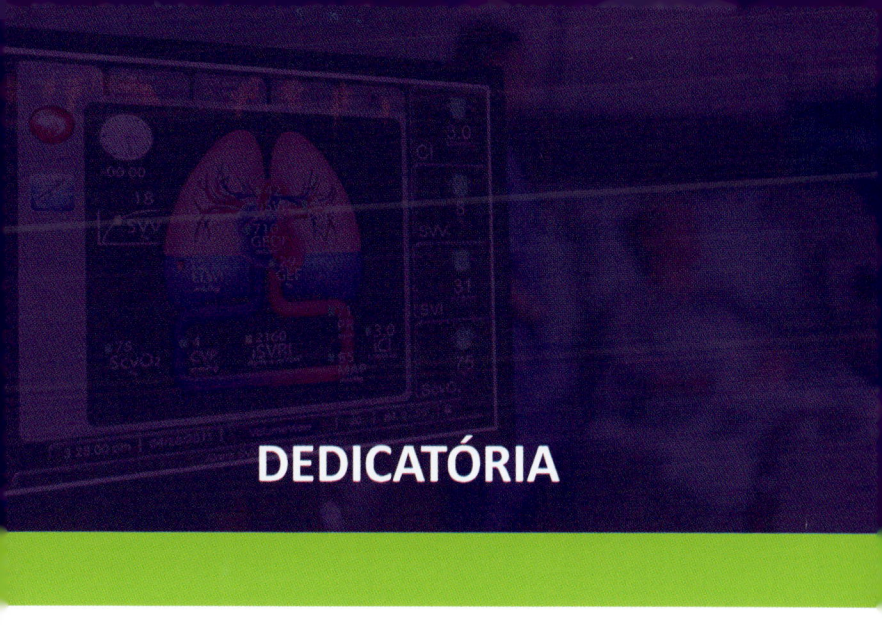

DEDICATÓRIA

Esta obra é dedicada àqueles que se devotam ao estudo e à prática da monitorização hemodinâmica, buscando constantemente avançar no conhecimento e na aplicação dos melhores métodos e tecnologias. Aos profissionais de Saúde, pesquisadores e estudantes que se empenham em oferecer o melhor cuidado aos pacientes, esta obra é uma homenagem ao seu comprometimento e dedicação. Que este livro possa ser uma fonte de inspiração e aprendizado, auxiliando a todos na busca pela excelência na monitorização hemodinâmica. Dedico este livro a todos os envolvidos neste projeto, que trabalham incansavelmente para salvar vidas diariamente e, por intermédio desta obra, puderam contribuir com a disseminação do conhecimento a fim de melhorar a qualidade da assistência em nosso país.

Também dedico este livro ao meu marido, Diego, cujos inabaláveis encorajamento e compreensão, ao longo dos anos, tenho testemunhado; ao companheiro que, sempre ao meu lado, durante longas horas de estudo e dedicação à Medicina, tem sido minha rocha, meu confidente e minha fonte de inspiração constante.

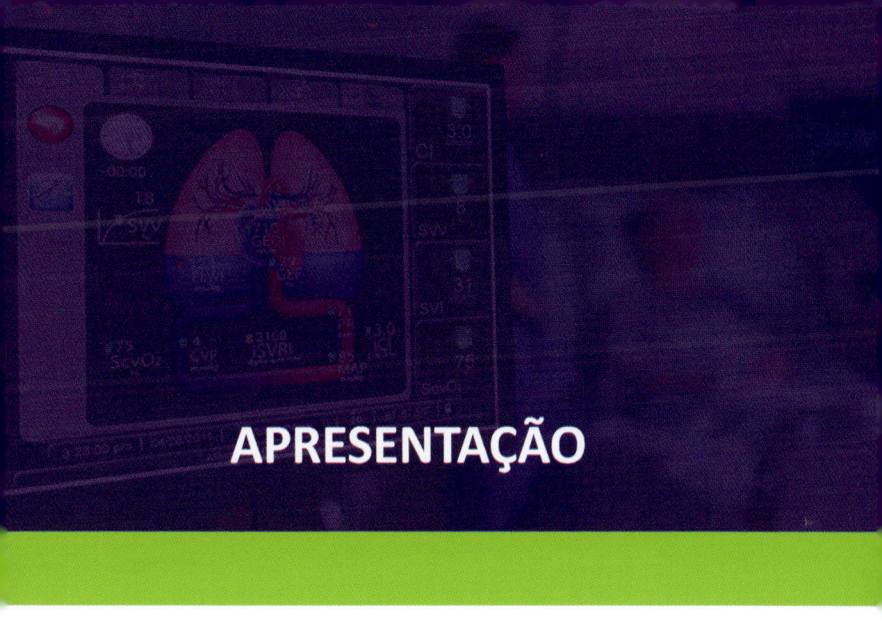

APRESENTAÇÃO

Monitoração Hemodinâmica (MH) é uma das ferramentas de cuidado das mais utilizadas na prática diária da Medicina Intensiva e, certamente, também das mais correlatas aos avanços tecnológicos da Medicina nos últimos anos, desde da monitoração da pressão arterial invasiva até mensurações minimamente invasivas do débito cardíaco.

Este manual que compõem o IV volume da série Pockets em Medicina Intensiva traz 15 capítulos e 15 autores discutindo com precisão e concisão temas diversos da MH oferecendo ampla visão do tema aos intensivistas e emergencistas, posicionando-se desde já como guia de referência na área.

Boa leitura!

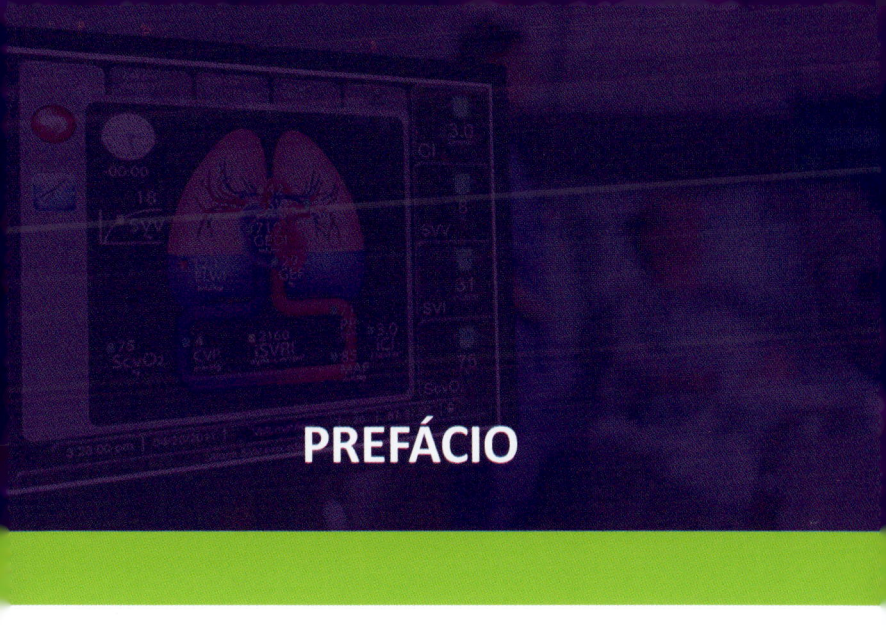

PREFÁCIO

A monitorização hemodinâmica é uma área fundamental no cuidado de pacientes em diversas situações clínicas. Neste manual de bolso, exploraremos os princípios e as aplicações dessa técnica, buscando fornecer aos profissionais de Saúde uma visão abrangente, atualizada e principalmente prática.

Gostaria de destacar a importância da monitorização hemodinâmica como uma ferramenta essencial no diagnóstico e no manejo de pacientes em estado crítico. Acompanhar de perto os parâmetros hemodinâmicos, como pressão arterial, débito cardíaco e pressão venosa central, possibilita obter informações valiosas sobre o funcionamento do sistema circulatório e, assim, tomar decisões mais precisas e individualizadas no tratamento.

Além disso, a monitorização hemodinâmica também cumpre um papel relevante na otimização do desempenho cardiovascular durante procedimentos cirúrgicos complexos, como cirurgia cardíaca e transplantes de órgãos. A monitorização, contínua e em tempo real, das variáveis hemodinâmicas permite identificar complicações precocemente e intervir de forma adequada, melhorando os desfechos dos pacientes.

Este livro aborda desde os conceitos básicos da fisiologia cardiovascular até as mais recentes tecnologias disponíveis para a monitorização hemodinâmica. São discutidas as indicações e contraindicações, as diferentes técnicas e os dispositivos utilizados, bem como as interpretações clínicas dos dados obtidos.

Esperamos que este livro seja uma fonte de conhecimento e referência para profissionais da Saúde. Acreditamos que o acesso a informações precisas e atualizadas é essencial para aprimorar a qualidade do cuidado aos pacientes e contribuir para melhores resultados clínicos. Não existe transformação sem aprendizado e conhecimento.

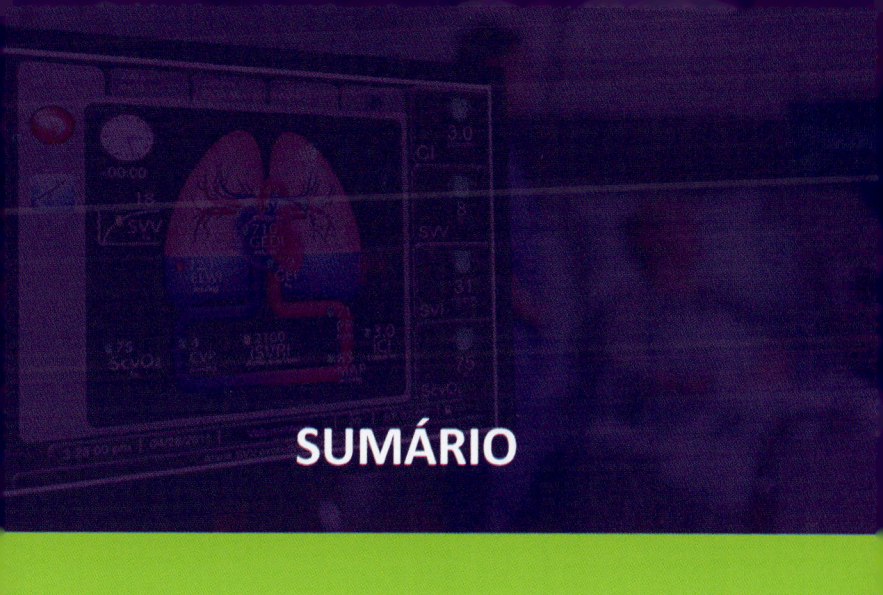

SUMÁRIO

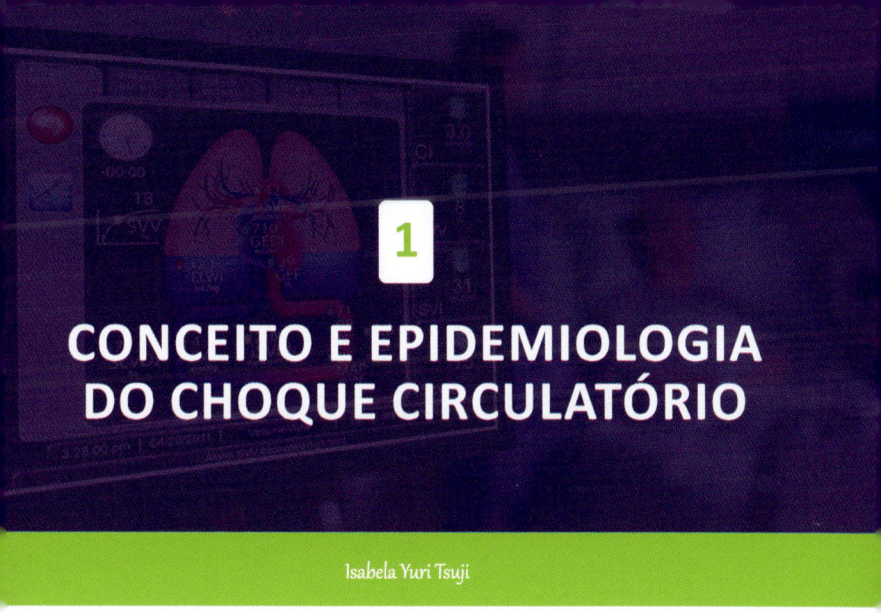

Isabela Yuri Tsuji

→ Conceito

Choque é a manifestação clínica da falência circulatória. Trata-se de um diagnóstico sindrômico em que há a incapacidade do sistema em ofertar oxigênio a fim de abastecer as demandas teciduais, ocasionando, assim, disfunção celular. Ocorre por diminuição absoluta ou relativa de oxigênio, fluxo sanguíneo limitado aos tecidos ou má utilização do oxigênio distribuído.

O choque circulatório representa um estado crítico, com alto risco de deterioração rápida, evolução irreversível e alta mortalidade. Não é de se estranhar a origem do termo "choque", situação descrita pela primeira vez pelo cirurgião francês Henri LeDran como um estado de "comoção" e traduzida para o inglês como *shock*. Foi então, em 1827, que o cirurgião inglês George Guthrie relacionou o termo ao estado hemodinâmico de resposta a injúrias como aplicamos atualmente.

Como mencionado anteriormente, por ser um diagnóstico sindrômico, a busca pela etiologia do choque é essencial. O objetivo principal consiste em oferecer suportes às disfunções orgânicas e, dessa forma, oferecer tratamento adequado para promover a reversão da hipoperfusão tecidual de acordo com sua causa. Contudo, para manejo adequado do choque, exige-se da equipe assistencial *expertise* em seu reconhecimento e agilidade nas ações.

→ Conceitos fisiológicos

A maioria das atividades celulares demanda energia, obtida por meio do trifosfato de adenosina (ATP). O ATP tem origem na oxidação de glicose, processo em que o oxigênio é fundamental para as ações enzimáticas nas mitocôndrias. Em condições normais, as necessidades teciduais regulam o fluxo local e, subsequentemente, o fluxo sanguíneo sistêmico. No choque circulatório, o fluxo sanguíneo pode se tornar limitado, afetando a oferta e o consumo celular de oxigênio. Inicialmente, as funções facultativas das células serão as primeiras a serem afetadas e, depois, as funções essenciais, evoluindo para um mau funcionamento celular e, consequentemente, morte tecidual. Nesse contexto, a oferta de oxigênio (DO_2) é essencial para manter a integridades das funções celulares.

A oferta tecidual de oxigênio é determinada por duas variáveis principais: o índice cardíaco (IC) e conteúdo arterial de oxigênio (CaO_2), sendo o último composto pelo somatório de oxigênio ligado à hemoglobina (Hb) saturação arterial de oxigênio (SaO_2) e dissolvido no plasma (PaO_2), além da concentração de Hb no sangue. O débito cardíaco (DC) é o fator com maior impacto na DO_2 e o mais facilmente manipulável. Por meio dele, pode-se compensar tanto a redução de Hb como a SaO_2. Além desses contribuintes sistêmicos, a DO_2 também sofre influência de fatores periféricos, em que se destacam o tônus vascular regulado pelo sistema nervoso autonômico e a ação de citocinas inflamatórias.

Tendo em vista o mecanismo pelo qual ocorre a entrega de oxigênio aos tecidos, é importante lembrar o papel do VO_2, representando o consumo sistêmico de O_2 pelos tecidos. Esse conceito pode ser definido pela diferença entre o conteúdo arterial e o venoso de oxigênio, ou a diferença entre o DO_2 e o conteúdo de oxigênio que retorna através da circulação venosa.

Integra esses dois conceitos fisiológicos, a taxa de extração de O_2 (TEO_2) que representa a proporção de O_2 consumida em relação ao que foi ofertado. Habitualmente, esse valor varia de 25% a 33%, levando a saturação de oxi-hemoglobina no sangue venoso misto (SvO_2) de 65% a 70% (origem do tão usado valor de "normalidade" da saturação venosa central como alvo na ressuscitação hemodinâmica). Esse valor é global, representando todos os diferentes tecidos, e não alguma adequação de oferta de determinado órgão, pois os tecidos têm diferentes fluxos e diferentes taxas de extração de O_2.

Em situações normais, a DO_2 não altera o consumo de O_2 (VO_2), pois a extração de O_2 (O_2ER) se adapta às variações na DO_2 por uma ampla faixa de valores. O ponto em que a VO_2 passa a ser afetada pela redução da DO_2 é denominado "DO_2 crítico". A partir desse ponto, as células entram em estado de anaerobiose, e a produção de lactato tem início, estado representado no clássico gráfico da Figura 1.1.

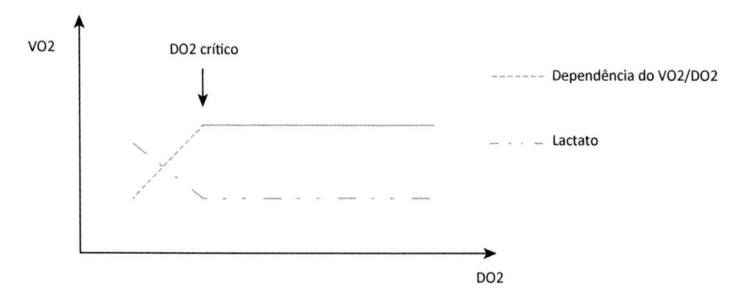

◼ **Figura 1.1 – Relação DO_2/VO_2.**

DO_2 crítico: constante que representa a quantidade de oxigênio ligado a 1 g de Hb; VO_2: captação de oxigênio.
Fonte: Acervo pessoal dos autores.

A DO_2 crítica é atingida mais facilmente em estados inflamatórios, pois a extração de oxigênio sofre influência de alterações microvasculares locais. Por isso, o ponto crítico em que a VO_2 se torna dependente da DO_2 é "deslocado para a direita" (Figura 1.2).

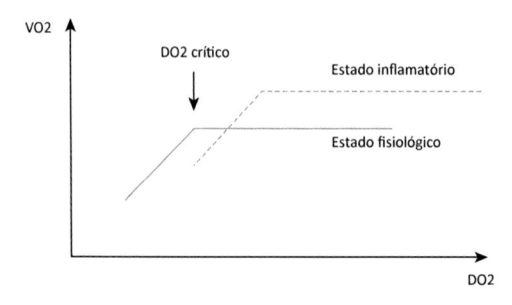

◼ **Figura 1.2 – Relação entre a oferta e consumo de oxigênio no choque.**

DO_2 crítico: constante que representa a quantidade de oxigênio ligado a 1 g de Hb; VO_2: captação de oxigênio.
Fonte: Adaptada de Vincent JL, De Backer D, 2014.

Em suma, a dependência VO_2/DO_2 é um marco do choque circulatório em casos de instabilidade severa, não existindo em situações em que o doente crítico esteja estável. As aferições não são viáveis à beira-leito, mas o entendimento da fisiopatologia pode levar o médico a entender mais profundamente as variáveis utilizadas no manejo do choque (Figura 1.3).

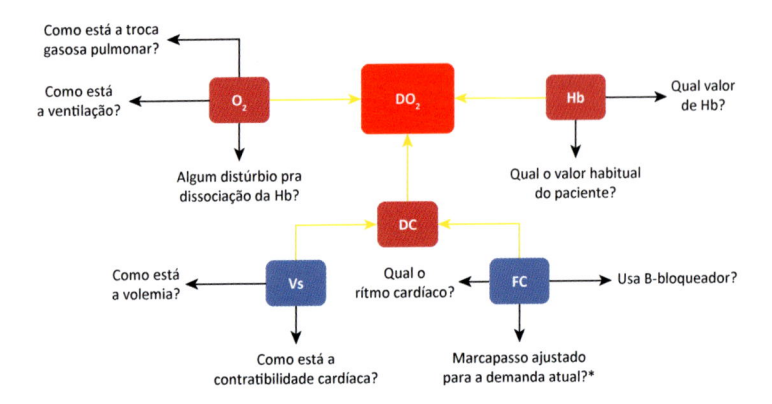

■ Figura 1.3 – Como aplicar o conceito DO_2 à beira-leito.

* Em caso de haver dispositivo temporário ou definitivo.

DC: débito cardíaco; DO_2: oferta de oxigênio; FC: frequência cardíaca; Hb: hemoglobina; O2: oxigênio; Vs: volemia.

Fonte: Acervo pessoal dos autores.

■ Tabela 1.1 – Conceito fisiológico de entrega e consumo de oxigênio.

Sendo:	
DO_2: oferta de oxigênio (D = *delivery*) VO_2: captação de oxigênio O ER: taxa de extração de oxigênio PaO_2: pressão parcial de oxigênio arterial SaO_2: saturação arterial de oxigênio	IC: índice cardíaco DC: débito cardíaco BSA: área de superfície corporal (*body surface area*) DO_2crit: DO_2 crítico C: constante que representa a quantidade de oxigênio ligado a 1 g de Hb
Sabe-se que: $DO_2 = IC \times CaO_2 \times C \times 10$	*entrega de O2 aos tecidos depende do índice cardíaco e do conteúdo arterial de oxigênio*

(Continua)

■ Tabela 1.1 – Conceito fisiológico de entrega e consumo de oxigênio. (*Continuação*)

IC = VS × FC /BSA	*O índice cardíaco depende do volume sistólico e da frequência cardíaca*
CaO_2= (1,39 × Hb × Sat artO_2) + 0,0031 × PaO_2	*O conteúdo arterial de oxigênio depende da hemoglobina e da saturação arterial*
Portanto: DO_2 = VS × FC/BSA x (1,39 × Hb × Sat artO_2) + 0,0031 × PaO_2 × C × 10	*A entrega de oxigênio depende diretamente do volume sistólico (volemia e inotropismo), da frequência cardíaca (cronotropismo), do valor de hemoglobina e da oxigenação sanguínea.*

Fonte: Desenvolvida pela autoria.

Epidemiologia

Dados europeus mostram que mais de 30% dos pacientes em unidade crítica apresentam estado de choque durante a internação, e mortalidade de 38%. Entre os choques, o séptico é o mais prevalente (60%), como mostra a Tabela 1.2.

■ Tabela 1.2 – Epidemiologia dos diferentes tipos de choques.

	Séptico	Cardiogênico	Hipovolêmico *	Demais
Prevalência em UTI	60%	15%	15%	10%
Etiologias	Broncopneumonia 60% Abdominal 14% Urinário 9% .	SCA 30% Cardiomiopatia não isquêmica 28% Cardiomiopatia isquêmica 18% Valvar, arritmias 17%	Trauma 78% Aneurisma de aorta abdominal < 10% Doença péptica < 10% Sangramento puerperal < 10%	Neurolófico anafilático

(*Continua*)

◼ Tabela 1.2 – Epidemiologia dos diferentes tipos de choques. (*Continuação*)

	Séptico	Cardiogênico	Hipovolêmico *	Demais
Mortalidade	Variável, até 55%	Alta	Variável Trauma 30% Aneurisma de aorta abdominal 100% Doença péptica 60% Sangramento puerperal 23%	

SCA: síndrome coronariana aguda.
Fonte: Acervo pessoal dos autores.

A mortalidade por choque séptico no Brasil é altíssima, maior que 55%, havendo disparidade entre as regiões do país. Essa diferença geográfica nos desfechos também se produz globalmente, em que a Austrália mostra mortalidade por choque séptico menor que 25%. Quanto ao foco infeccioso, o sistema pulmonar é o mais acometido.

O choque cardiogênico é frequente em unidade de terapia intensiva (UTI) e está associado mais comumente a causas isquêmicas agudas ou prévias (Tabela 1.2). Os casos relacionados a complicações são a minoria em se tratando de SCA, cerca de 3% a 12%. Contudo, são conhecidas a gravidade e alta mortalidade, representando quase metade desse grupo de pacientes. Nesse cenário, o estudo SHOCK evidenciou importante redução da mortalidade ao se tratar a artéria culpada quando há sucesso em sua recanalização.

Entre os choques hipovolêmicos, o de destaque é o choque hemorrágico. O trauma representa a principal causa, afetando principalmente os jovens. Nesses casos, a mortalidade varia de acordo com o tipo de hemorragia e com a assistência oferecida nas primeiras horas de atendimento, momento em que o foco é parar o sangramento.

Vale ressaltar que o choque circulatório é uma das principais etiologias que justificam internações de pacientes em UTI. Não podemos esquecer que o fato de um paciente apresentar uma doença crítica que necessite de internação em UTI aumenta muito sua morbidade e mortalidade. Há evidência de continuidade da doença crítica e complicações tardias nos primeiros 90 a 120 dias após a alta da UTI. As principais complicações estão relacionadas a eventos cardiovasculares, pulmonares, cognitivas, depressão, consequências relacionadas ao imobilismo prolongado, infecções, entre outras. Portanto, é fundamental que o diagnóstico e o cuidado desses pacientes sejam feitos de modo assertivo e imediato, a fim de minimizar o dano que a internação provocará.

BIBLIOGRAFIA

1. Bauer M, et al. Mortality in sepsis and septic shock in Europe, North America and Australia between 2009 and 2019 – results from a systematic review and meta-analysis. Crit Care. 2020;24(1):239.

2. Berg DD, et al. Epidemiology of shock in contemporary cardiac intensive care units. Circ Cardiovasc Qual Outcomes. 2019;12(3):e005618.

3. Cannon JW. Hemorrhagic shock. N Engl J Med. 2018;378(4):370-9.

4. Cecconi M, et al. Consensus on circulatory shock and hemodynamic monitoring. Task force of the European Society of Intensive Care Medicine. Intensive Care Med. 2014;40(12):1795-815.

5. De Backer D, et al. Comparison of dopamine and norepinephrine in the treatment of shock. N Engl J Med. 2010;362(9):779-89.

6. Hochman JS, et al. Early revascularization in acute myocardial infarction complicated by cardiogenic shock. SHOCK Investigators. Should We Emergently Revascularize Occluded Coronaries for Cardiogenic Shock. N Engl J Med. 1999;341(9):625-34.

7. Lima A, et al. The prognostic value of the subjective assessment of peripheral perfusion in critically ill patients. Crit Care Med. 2009;37(3):934-8.

8. Lima V, et al. Increased risk of death and readmission after hospital discharge of critically ill patients in develop country: a retrospective multicenter cohort study. Intensive Care Med. 2018;44(7):1090-6. doi: 10.1007/s00134-018-5252-3. Epub 2018 Jul 12.

9. Machado FR, et al. The epidemiology of sepsis in Brazilian intensive care units (the Sepsis PREvalence Assessment Database, SPREAD): an observational study. Lancet Infect Dis. 2017;17(11):1180-9.

10. Sakr Y, et al. Does dopamine administration in shock influence outcome? Results of the sepsis occurrence in acutely ill patients (SOAP) study. Crit Care Med. 2006;34(3):589-97.

11. Soeiro AM, et al. Prognostic differences between men and women with acute coronary syndrome. Data from a brazilian registry. Arq Bras Cardiol. 2018;111(5):648-53.

12. Spahn DR, et al. The European guideline on management of major bleeding and coagulopathy following trauma: fifth edition. Crit Care. 2019;23(1):98.

13. van Diepen S, et al. Contemporary management of cardiogenic shock: a scientific statement from the American Heart Association. Circulation. 2017;136(16):e232-e68.

14. Vincent JL, De Backer D. Circulatory shock. N Engl J Med. 2013;369(18):1726-34.

15. Vincent JL, De Backer D. My paper 20 years later: effects of dobutamine on the VO(2)/ DO(2) relationship. Intensive Care Med. 2014;40(11):1643-8.

16. Vincent JL, Ince C, Bakker J. Clinical review: circulatory shock – an update: a tribute to Professor Max Harry Weil. Crit Care. 2012;16(6):239.

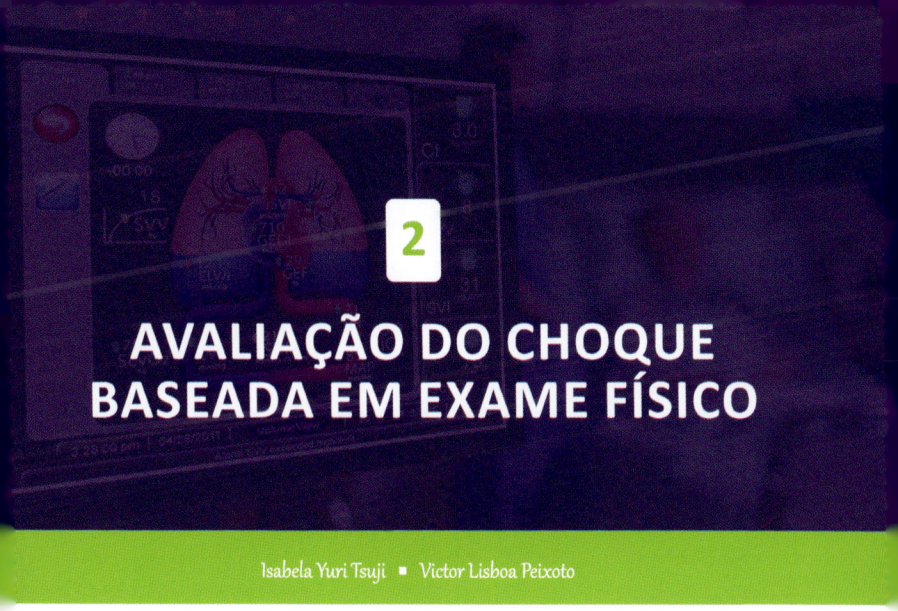

2

AVALIAÇÃO DO CHOQUE BASEADA EM EXAME FÍSICO

Isabela Yuri Tsuji ▪ Victor Lisboa Peixoto

→ Diagnóstico

Apresentação clínica

A apresentação do choque combina sinais do exame físico, alterações em exames laboratoriais e de imagem, que podem variar de acordo com a etiologia envolvida e o tempo de evolução do choque. Quanto ao exame físico do paciente, a perfusão prejudicada se apresenta por meio das "três janelas do corpo":

1. Extremidades mal perfundidas (tempo de enchimento capilar (TEC) lentificado, extremidades mais frias e o sinal de *mottled skin*).

2. Redução do débito urinário.

3. Alteração de nível de consciência.

Para avaliar sinais indiretos de microcirculação à beira-leito, podemos utilizar alguns sinais facilmente avaliados de forma não invasiva por intermédio do exame físico do paciente. Sinais de hipoperfusão tecidual surgem durante a resposta neuro-humoral simpática predominante nos tecidos periféricos, precedidos ou não de hipotensão, levando a uma menor perfusão das extremidades e à redução de sua temperatura.

O TEC periférico foi incorporado à prática clínica por meio do *Trauma Score*, em 1980, ocasião em que se estabeleceu o valor de normalidade de 2 segundos. Estudos fisiológicos subsequentes mostraram que esse tempo varia de acordo com a idade e o gênero. Atualmente, o corte utilizado como normalidade é de até 4,5 segundos.

TEC aumentado se correlaciona com alguns exames complementares, como lactato alto e baixos valores de bicarbonato, débito cardíaco e saturação venosa mista (SvO_2).

■ Tabela 2.1 – Sinais clínicos de perfusão tecidual.

Sinal	Como observar	Referência de normalidade
Tempo de enchimento capilar	Aplicar pressão firme na falange distal do 2o dedo por 15 seg; contar o tempo para o retorno da coloração	Até 4,5 seg
Gradiente de temperatura e temperatura periférica	Temperatura central (ouvido, retal ou esofágica) menos a periférica (por meio de probe cutâneo) Análise subjetiva pelo examinador	Até 7 °C
Livedo reticular	Observação visual da pele Descoloração irregular da pele que geralmente começa na região anterior dos joelhos	Não estar presente

Fonte: Acervo pessoal dos autores.

A temperatura periférica reduzida é mais uma manifestação de perfusão distal deficiente, haja vista que, no choque circulatório, a resposta neuro-humoral compensatória prioriza o fluxo sanguíneo de órgãos vitais (cérebro, coração, rins). Na prática, aferir a temperatura periférica requer dispositivos muitas vezes indisponíveis ou escassos, e acabamos por utilizar a avaliação subjetiva do toque do examinador.

A temperatura periférica reduzida está inversamente relacionada com o *Sequential Organ Failure Assessment* (SOFA) *score* e com valores de lactato, implicando, então, discriminar pacientes mais graves e prognosticar mortalidade.

O livedo marca um estágio avançado de perfusão cutânea insuficiente e é contemplado no *mottling score*. A fim de avaliar sinais de hipoperfusão tecidual, utiliza-se essa ferramenta com base na extensão da área de livedo a partir dos joelhos em relação à periferia. Sua pontuação varia de 0 a 5. Seu valor, em pontos, assim como a sua variação durante a ressuscitação, são preditores de sobrevida de 14 dias em pacientes com choque séptico.

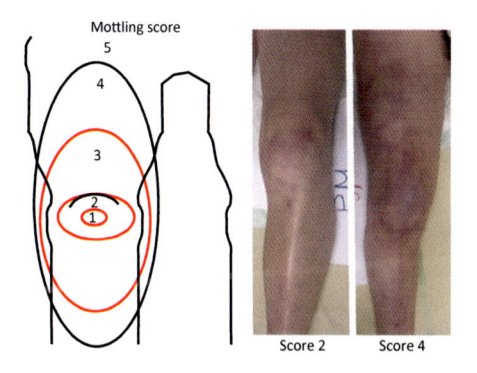

■ Figura 2.1 – Esquerda: o escore de mancha é baseado em uma extensão de área manchada nas pernas. O escore 0 indica ausência de manchas; escore 1, uma modesta área de mosqueamento (tamanho de uma moeda) localizada no centro do joelho; escore 2, área de mosqueamento moderado que não excede a borda superior da rótula; escore 3, uma leve mancha na área que não ultrapassa a coxa média; escore 4, uma área manchada severa que não ultrapassa a dobra da virilha; escore 5, uma área de mancha extremamente grave que vai além da dobra da virilha. Direita: Exemplos da pontuação manchada.

Fonte: Adaptada de Ait-Oufella, et al., 2011.

Esses sinais de hipoperfusão periférica, quando presentes ao exame físico, contribuem para o diagnóstico, seguimento e prognóstico do paciente.

Por serem de acessibilidade muito fácil, podem ser avaliados seriadamente por toda equipe assistencial.

A hipotensão no choque

Hipotensão é definida pela pressão arterial sistólica menor que 90 mmHg ou por pressão arterial média menor que 65 mmHg ou uma redução de 30 mmHg na pressão arterial sistólica habitual. No entanto, apesar de frequentemente os pacientes se apresentarem hipotensos na fase inicial do choque, a sua ausência não exclui esse diagnóstico sindrômico, uma vez que sua definição é de perfusão tecidual inadequada. O lactato alterado, na ausência de hipotensão, é um marcador independente de sinais de hipoperfusão tecidual.

Marcadores laboratoriais

Lactato

A hiperlactatemia (valor normal até 2 mEq/L) está frequentemente presente nos casos de falência circulatória aguda, e, nesse cenário, indica metabolismo celular anormal. Seu aumento é multifatorial e inclui hipoperfusão por disfunções macro e microcirculatória, disfunção mitocondrial e presença de estados hipercatabólicos.

Os termos "lactato" e "ácido lático" costumam ser usados como sinônimos, porém o lactato, que é aferido no sangue, curiosamente é uma base fraca, e o ácido lático é seu ácido correspondente. O lactato é produzido na maioria dos tecidos corporais, principalmente nos músculos. Em condições anaeróbias, o lactato surge como um produto final da glicólise e alimenta o ciclo de Cori como substrato para a gliconeogênese. Seu metabolismo é predominantemente hepático, sendo rapidamente eliminado em situações fisiológicas. Outras formas de depuração do lactato são através do rim e músculos.

Importante atentar para a causa da hiperlactatemia, pois há várias etiologias que não representam hipóxia tecidual, a exemplo de situações de glicólise aumentada ou de redução no seu metabolismo, como se observa na insuficiência hepática. Além disso, estudo publicado no *Critical Care*, em 2014, evidenciou que o aumentando de lactato sanguíneo não se relacionava diretamente ao aumento de saturação venosa de oxigênio (SVO$_2$) e à oferta de oxigênio (DO$_2$), sugerindo novamente que não somente o metabolismo anaeróbio está relacionado à alteração desse marcador. Outras causas para o aumento sérico do lactato podem ser consultadas no Quadro 2.1.

■ Quadro 2.1 – Diagnósticos diferenciais para lactato aumentado.

Choque	Medicamentos
▪ Distributivo	▪ Linezolida
▪ Cardiogênico	▪ Metformina
▪ Hipovolêmico	▪ Epinefrina
▪ Obstrutivo	▪ Propofol
	▪ Acetaminofeno
Isquemia regional	▪ B2-agonista
▪ Isquemia mesentérica	▪ Teofilina
▪ Isquemia de membro	▪ Inibidores da transcriptase reversa
▪ Queimadura	
▪ Trauma	**Atividade muscular anaeróbia**
▪ Síndrome compartimental	▪ Convulsões
▪ Infecção necrosante	▪ Exercício extenuante
	▪ Esforço ventilatório
Drogas/toxinas	
▪ Álcool	**Outros**
▪ Cocaína	▪ Insuficiência hepática
▪ Monóxido de carbono	▪ Déficit de tiamina
▪ Cianeto	▪ Malignidade
	▪ CAD
	▪ Doença mitocondrial

Fonte: Adaptado de Andersen, et al., 2013.

Atualmente, segundo o consenso do Sepsis-3, o valor de lactato começa a fazer parte da definição de choque séptico. Assim, é recomendado que seja realizada a coleta do lactato na fase inicial em situações em que este diagnóstico seja suspeitado. Uma revisão sistemática recente mostra que a coleta do lactato em leito venoso periférico tem boa correlação com a coleta arterial e pode ser utilizada como rastreio. A amostra deve ser lida, idealmente, em até 15 minutos, para que não ocorram valores falsamente elevados.

A hiperlactatemia tem valor prognóstico bem estabelecido. Estudos clínicos associam valores alterados de lactato com gravidade e desfechos negativos, como mortalidade na unidade de terapia intensiva (UTI) e hospitalar.

Evidências recentes mostram que o "clareamento" de lactato, em mais que 10% após 6 horas da admissão na emergência, apresenta correlação com redução da mortalidade.

Jansen et al. fortaleceram a estratégia em guiar a terapêutica nas primeiras horas do choque tendo como alvo a depuração do lactato por meio da ressuscitação volêmica rigorosa. Atualmente, as evidências questionam tal abordagem recomendando que uma estratégia multimodal possa guiar a ressuscitação hemodinâmica, tendo como ferramentas, além do lactato, o $gapCO_2$, $ScvO_2$ e tempo de enchimento capilar. Assim, previne-se o excesso de fluídos e a sua morbidade relacionada.

$ScvO_2$

É amplamente atribuído ao SvO_2 a capacidade em refletir o equilíbrio entre oferta e consumo de O_2 (DO_2 e VO_2). Entretanto, a SvO_2 é uma variável adaptativa e o seu valor pode ser flutuante, pois depende de quatro componentes principais VO_2, SaO_2, hemoglobina (Hb) e débito cardíaco. Os valores de $ScvO_2$ e SvO_2 são próximos, sendo o primeiro ligeiramente maior que o segundo (2% a 5%). A justificativa dessa diferença se dá por dois fatores, a $SvcO_2$ tem influência da rede venosa drenada na veia cava inferior (renal, portal hepática), que extrai menos O_2 que a rede venosa da veia cava superior (cérebro, pulmões). Além disso, ela não recebe o conteúdo dos seios coronários (conteúdo de O_2 baixo, em torno de 30% a 40%). Os valores aceitos de normalidade são $SvO_2 > 65\%$ e $ScvO_2 > 70\%$.

A aplicação clínica da $SvcO_2$ como alvo terapêutico nas primeiras horas de ressuscitação hemodinâmica em pacientes sépticos tem início com Rivers, em 2001. Apesar de haver questionamento em relação à metodologia desse estudo pela comunidade científica, seu protocolo embasa recomendações em consensos e *guidelines* de sepse. Os questionamentos são centrados na dúvida quanto a $SvcO_2$ realmente ser suficiente para marcar hipóxia tecidual e acerca da evidência ser suficiente para o amplo e aceito uso como alvo terapêutico.

Gap CO_2

Outro marcador conhecido para avaliar perfusão periférica na prática clínica é a diferença de pCO_2 venosoarterial (*gap* de pCO_2), que mede a diferença na pressão parcial de dióxido de carbono (pCO_2) entre o sangue venoso misto ou central e o arterial. Valores maiores que 6 mmHg são considerados anormais.

■ Tabela 2.2 – Marcadores laboratoriais de microperfusão.

	Valor de referência	Utilidades à beira-leito	Comentários
Lactato	Normal até 2 mEq/L	▪ Diagnóstico de choque séptico pelo Sepsis-3 ▪ Prognóstico desfavorável	▪ Atentar para diagnósticos diferenciais de hiperlactatemia (Quadro 2.1) ▪ Uso questionável como alvo terapêutico
$SvcO_2$	$ScvO_2$ normal > 70% SvO_2 normal > 65%	▪ Variável que pode indicar responsividade a volume, a depender do contexto clínico ▪ Considerar avaliação do débito cardíaco (indireto, por USG à beira-leito)	▪ Marcador de hipóxia questionável ▪ Evidência limitada para utilização como alvo terapêutico
***Gap* CO_2**	Normal até 6 mmHg	▪ Variável que integra a avaliação de perfusão tecidual reduzida	▪ Atentar para hiperóxia e hiperventilação levando a falso-positivos ▪ Não recomendado como alvo terapêutico

$ScvO_2$: saturação venosa central de oxigênio; SvO_2: saturação venosa mista; USG: ultrassonografia.
Fonte: Acervo pessoal da autoria.

Sob condições normais, o conteúdo venoso de CO_2 (VCO_2) não se acumula. Reduções no fluxo sanguíneo implicam o seu acúmulo tecidual, assim, o *gap* de CO_2 pode indicar adequação do débito cardíaco e perfusão tecidual em condições estáveis de produção de CO_2. Vale ressaltar as situações de hiperóxia e de hiperventilação com subsequente hipocapnia como exceção a estados de hipoperfusão tecidual.

Seu uso é controverso por falta de evidências robustas. Situações em que $ScvO_2$ maior ou iguais a 70% sugerem perfusão tecidual insuficiente. Revisão sistemática associa *gap* de CO_2 alto com maior mortalidade em paciente clínicos e cirúrgicos, associados à hiperlactatemia e a baixos índice cardíaco e $ScvO_2$.

Assim, o *gap* CO_2 pode ser usado junto de outros dados no manejo inicial do choque circulatório, não sendo recomendada como alvo terapêutico a sua normalização. Assim como os outros marcadores de microcirculação, ele também se relaciona positivamente com hiperlactatemia e marca mortalidade.

→ Conclusão

O choque circulatório representa uma condição clínica grave, que deve focar na investigação exaustiva em sua etiologia e seu tratamento específico.

Entender a fisiopatologia envolvida é importante, pois o intensivista pode integrar as variáveis fisiológicas e clínicas utilizadas no cuidado desses pacientes de forma adicional às evidências científicas que, em sua maioria, não são robustas o suficiente.

O exame físico começa a ser tão importante quanto exames laboratoriais na identificação e manejo do choque circulatório, e o intensivista treinado pode oferecer uma abordagem mais sofisticada, multifatorial, levando em conta a individualidade de cada paciente.

BIBLIOGRAFIA

1. Shankar-Hari M, et al. Developing a new definition and assessing new clinical criteria for septic shock: for the third international consensus definitions for sepsis and septic shock (Sepsis-3). JAMA. 2016;315(8):775-87.

2. Ait-Oufella H, et al. Mottling score predicts survival in septic shock. Intensive Care Med. 2011;37(5):801-7.

3. Andersen LW, et al. Etiology and therapeutic approach to elevated lactate levels. Mayo Clin Proc. 2013;88(10):1127-40.

4. Bellomo R, MC Reade, and SJ Warrillow. The pursuit of a high central venous oxygen saturation in sepsis: growing concerns. Crit Care. 2008;12(2):130.

5. Cecconi M, et al. Consensus on circulatory shock and hemodynamic monitoring. Task force of the European Society of Intensive Care Medicine. Intensive Care Med. 2014;40(12):1795-815.

6. Champion HR, et al. Trauma score. Crit Care Med. 1981;9(9):672-6.

7. Depret F, Coutrot M. Interpretation or misinterpretation of clinical trials on septic shock: about the ANDROMEDA-SHOCK trial. Ann Transl Med. 2020;8(12):800.

8. Evans L, et al. Surviving sepsis campaign: international guidelines for management of sepsis and septic shock 2021. Intensive Care Med. 2021;47(11):1181-247.

9. Hernandez G, et al. Effect of a resuscitation strategy targeting peripheral perfusion status vs serum lactate levels on 28-day mortality among patients with septic shock: The ANDROMEDA-SHOCK randomized clinical trial. JAMA. 2019;321(7):654-64.

10. Houwink AP, et al. The association between lactate, mean arterial pressure, central venous oxygen saturation and peripheral temperature and mortality in severe sepsis: a retrospective cohort analysis. Crit Care. 2016;20:56.

11. Jansen TC, et al. Early lactate-guided therapy in intensive care unit patients: a multicenter, open-label, randomized controlled trial. Am J Respir Crit Care Med. 2010;182(6):752-61.

12. Kaplan LJ, et al. Start with a subjective assessment of skin temperature to identify hypoperfusion in intensive care unit patients. J Trauma. 2001;50(4):620-7; discussion 627-8.

13. Kruse O, Grunnet N, Barfod C. Blood lactate as a predictor for in-hospital mortality in patients admitted acutely to hospital: a systematic review. Scand J Trauma Resusc Emerg Med. 2011;19:74.

14. Lima A, et al. The prognostic value of the subjective assessment of peripheral perfusion in critically ill patients. Crit Care Med. 2009;37(3):934-8.

15. Ltaief Z, Schneider AG, Liaudet L. Pathophysiology and clinical implications of the veno--arterial PCO2 gap. Crit Care. 2021;25(1):318.

16. Machado FR, et al. Central and mixed venous oxygen saturation in septic shock: is there a clinically relevant difference? Rev Bras Ter Intensiva. 2008;20(4):398-404.

17. Rivers E, et al. Early goal-directed therapy in the treatment of severe sepsis and septic shock. N Engl J Med. 2001;345(19):1368-77.

18. Sauer CM, et al. Understanding critically ill sepsis patients with normal serum lactate levels: results from U.S. and European ICU cohorts. Sci Rep. 2021;11(1):20076.

19. Schriger DL, Baraff L. Defining normal capillary refill: variation with age, sex, and temperature. Ann Emerg Med. 1988;17(9):932-5.

20. Squara P. Central venous oxygenation: when physiology explains apparent discrepancies. Crit Care. 2014;18(6):579.

21. Vallee F, et al. Central venous-to-arterial carbon dioxide difference: an additional target for goal-directed therapy in septic shock? Intensive Care Med. 2008;34(12):2218-25.

22. van Beest PA, et al. The incidence of low venous oxygen saturation on admission to the intensive care unit: a multi-center observational study in The Netherlands. Crit Care. 2008;12(2):R33.

23. Vincent JL, De Backer D. Circulatory shock. N Engl J Med. 2013;369(18):1726-34.

24. Vincent JL, Ince C, Bakker J. Clinical review: circulatory shock--an update: a tribute to Professor Max Harry Weil. Crit Care. 2012;16(6):239.

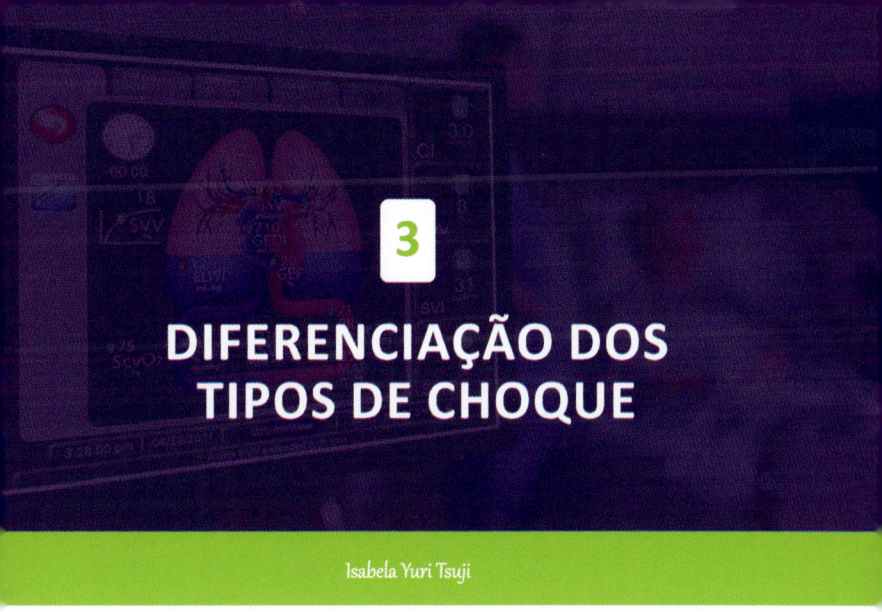

3
DIFERENCIAÇÃO DOS TIPOS DE CHOQUE

Isabela Yuri Tsuji

→ Conceito

Choque é a manifestação clínica da falência circulatória que tem como principal componente a incapacidade do sistema em ofertar oxigênio para as demandas teciduais. Assim, como um diagnóstico sindrômico, a busca pela etiologia do choque é essencial. O intuito de oferecer suporte orgânico consiste em ganhar tempo para que possa ocorrer reversão de sua causa antes que as disfunções de órgãos se instalem, progridam e possam se tornar irreversíveis. Nesse contexto, a equipe assistencial precisa de *expertise* no seu reconhecimento, manejo e agilidade nas ações.

O presente capítulo apresenta as características dos principais tipos de choque circulatório; descrevemos a fisiopatologia para maior entendimento das situações clínicas, aumentando os dados para raciocínio diagnóstico à beira-leito.

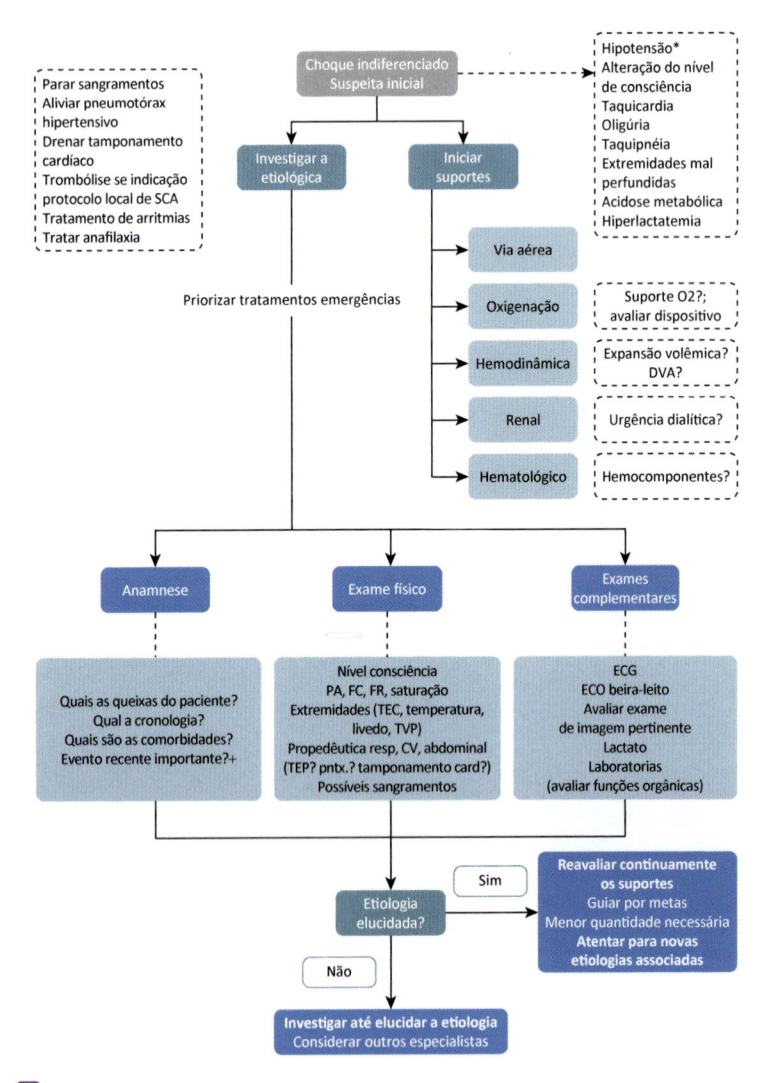

Figura 3.1 – Manejo inicial do choque circulatório.

ECG: eletrocardiograma; ECO: ecocardiograma; CV: cardiovascular; O_2: oxigênio; pntx.: pneumotórax; SCA: síndrome coronariana aguda; TEC: tempo de enchimento capilar; TVP: trombose venosa profunda.
*não é obrigatório, pela definição de choque. + por ex.: trauma, SCA, TVP, infecção, etc.

Fonte: Acervo pessoal dos autores.

→ Classificação

A classificação dos tipos de choque de acordo com a fisiopatologia e da forma como a utilizamos até hoje, que consiste em quatro tipos, foi descrita por Max Weil em meados de 1970 (Figura 3.2).

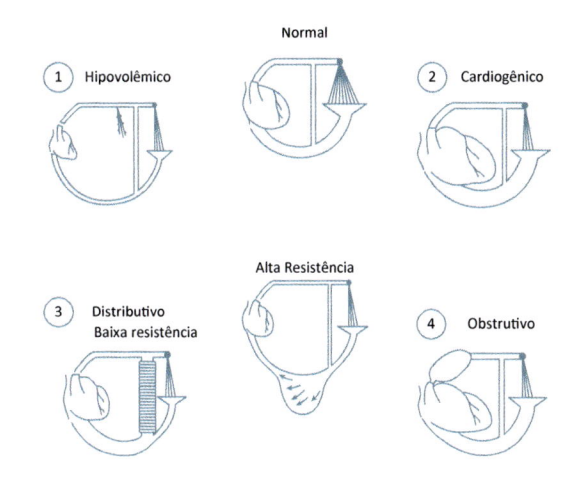

■ Figura 3.2 – Classificação dos tipos de choque, por Weil, em 1972.

Fonte: Acervo pessoal dos autores.

Referimo-nos a choque **hipovolêmico** como causa de choque circulatório quando o volume intravascular é inadequado para manter a perfusão. Já o choque **cardiogênico** ocorre quando a bomba cardíaca está comprometida a ponto de não conseguir fazer o volume disponível circular. O choque **obstrutivo**, por sua vez, é observado nos grandes vasos, no coração em si (tamponamento pericárdico, trombo), nas artérias pulmonares (TEP), ou na aorta (dissecção de aneurisma) quando esses sítios têm, fisicamente, o fluxo sanguíneo principal obstruído. Juntamos a bacteremia, a hipersensibilidade e a causa neurogênica numa única categoria, que se denomina **choque distributivo**.

Os três primeiros mecanismos são caracterizados por baixo débito cardíaco, ou seja, o transporte de oxigênio está comprometido em decorrência do comprometimento no fluxo sanguíneo. Já o choque distributivo é caracterizado por alto débito cardíaco, pois a principal alteração fisiopatológica é a vasodilatação dos vasos periféricos. Nesse último caso, é a extração de oxigênio que está alterada.

Essa classificação, porém, é meramente didática. Os pacientes podem se apresentar com associação dessas características. Por exemplo, um paciente pode ser portador de insuficiência cardíaca e seu quadro agudo pode ser de sepse; outro, politraumatizado, tem choque hemorrágico por perda sanguínea e também choque distributivo por trauma raquimedular.

■ Quadro 3.1 – Classificação do choque circulatório.

Tipos de choque	Mecanismo fisiopatológico básico	Principais causas
Hipovolêmico	Por perda interna ou externa, há diminuição do retorno venoso e então do volume sistólico	• Desidratação • Sangramentos (trauma, hemorragia pós-parto, hemorragia do trato digestivo)
Cardiogênico	Redução da contratilidade miocárdica	• Infarto agudo do miocárdio (IAM) • Cardiomiopatia • Doença valvar • Cardiomiopatia restritiva • Pericardite constritiva • Arritmias
Obstrutivo	Fluxo sanguíneo principal obstruído nos grandes vasos	• TEP • Hipertensão pulmonar • Tamponamento pericárdico • Pneumotórax hipertensivo • Obstrução da via de saída do VD ou VE • Sd. compartimental abdominal
Distributivo	Redução da resistência arterial e/ou capacitância venosa	• Sepse • Anafilaxia • Neurogênico • Sd. do choque tóxico • Queimadura • Pancreatite • Insuficiência hepática

Sd: síndrome; TEP: tromboembolismo pulmonar; VD: ventrículo direito; VE: ventrículo esquerdo.
Fonte: Acervo pessoal dos autores.

Choque séptico

O choque séptico é a causa mais frequente de choque na unidade de terapia intensiva (UTI).

Na presença de uma infeção, a resposta fisiológica mediada pelas citocinas inflamatórias leva à disfunção endotelial e à subsequente perda da regulação do tônus vascular e/ou à alteração da permeabilidade vascular, resultando na redistribuição patológica do volume intravascular. Parte desses mediadores inflamatórios pode diminuir a contratilidade cardíaca, gerando a miocardiodepressão da sepse.

■ Quadro 3.2 – Choque séptico.

Tipo de choque	• Distributivo	• Mecanismo fisiopatológico	• Resposta inflamatória • Disfunção endotelial • Hipovolemia relativa
Padrão ao ECO	• Contratilidade normal ou aumentada • Pode haver miocardiopatia associada à sepse e depressão da contratilidade	• Padrão ao Swan Ganz	• POAP: normal ou aumentado • DC: normal ou aumentado • RVS: reduzida

DC: débito cardíaco; POAP: pressão de oclusão de artéria pulmonar; RVS: resistência vascular sistêmicas; ECO: ecocardiograma.
Fonte: Acervo pessoal dos autores.

Choque cardiogênico

Definição

A fisiopatologia do choque cardiogênico é desencadeada pelo baixo débito cardíaco, ocasionando hipoperfusão (com ou sem hipotensão); subsequentemente, inicia-se um ciclo de injúrias, nomeado "em espiral", caracterizado por isquemia, inflamação, vasoconstrição e sobrecarga hídrica. esse conjunto de lesões culmina em disfunção de múltiplos órgãos e de sistemas e provável morte.

Concomitante à redução do débito cardíaco, há disfunção diastólica. Esta, por sua vez, induz a redução da perfusão coronariana, da contratilidade miocárdica e do volume sistólico.

No âmbito sistêmico, a isquemia tecidual e a necrose desencadeiam liberação de mediadores inflamatórios e de óxido nítrico, que se apresentam clinicamente por vasodilatação sistêmica e podem exacerbar a hipotensão. O sistema pulmonar é afetado pela vasoconstrição ocasionada por hipóxia e inflamação local, aumentando a demanda de oxigênio miocárdica devido à elevação da pós-carga biventricular. Os rins, sob isquemia, aumentam a absorção de sódio e ativam o sistema renina-angiotensina-aldosterona, resultando em sobrecarga hídrica. A vasoconstrição da circulação esplênica também está relacionada à piora da sobrecarga hídrica, redistribuindo 50% do volume sanguíneo de volta à circulação.

O diagnóstico de choque cardiogênico tem diferentes critérios, usaremos os da Sociedade Brasileira de Cardiologia. De acordo com a apresentação clínica, o choque pode ser diferenciado de acordo com alguns fenótipos, conforme Quadro 3.3. Em comum, essas formas têm baixo índice cardíaco (IC), porém há variação na pré-carga, na volemia e na resistência vascular periférica.

■ Quadro 3.3 – **Perfil de choque cardiogênico.**

Fenótipo	Apresentação
Pré-choque	PA normal
Quente e seco (perfil A)	PA normal, ausência de congestão
Quente e úmido (perfil B)	Síndrome inflamatória sistêmica
Frio e úmido (perfil C)	Congestão pulmonar e baixo débito cardíaco
Frio e seco (perfil L)	Baixo débito cardíaco e ausência de congestão

PA: pressão arterial.
Fonte: Acervo pessoal dos autores.

Dados epidemiológicos são de fundamental importância para que a etiologia do choque cardiogênico seja desvendada a fim de reverter essa condição sindrômica. Quase 80% dos casos estão relacionados à síndrome coronariana aguda (SCA), sendo imperativo que se avalie essa condição. As complicações mecânicas (Figura 3.3) relacionadas à SCA frequentemente se apresentam nos primeiros dias e têm altíssima mortalidade. A IC crônica descompensada pode representar até 30% dos casos de choque cardiogênico e os motivos devem sempre ser explorados para guiar o tratamento. A miocardite tem apresentação gravíssima e, paradoxalmente, as melhores chances de recuperação.

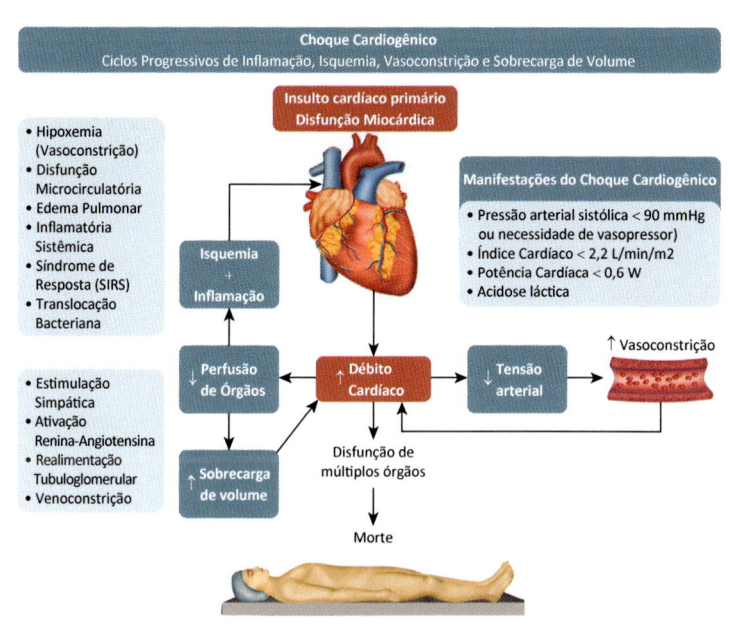

O choque cardiogênico é um estado de baixo débito decorrente de disfunção cardíaca primária, resultando em hipotensão e hipoperfusão sistêmica. Essa síndrome mal-adaptativa é perpetuada por ciclos fisiológicos de inflamação, isquemia, vasoconstrição e sobrecarga de volume.

■ Figura 3.3 – Fisiopatologia do choque cardiogênico.

Fonte: Adaptada de From the American Association of Neurological Surgeons (AANS), American Society of Neuroradiology (ASNR), Cardiovascular and Interventional Radiology Society of Europe (CIRSE), 2018.

◼ Quadro 3.4 – Etiologias do choque cardiogênico.

Falência ventricular esquerda
- Infarto agudo do miocárdio
- Hipertrofia obstrutiva
- Miocardiopatia

- Miocardite
- Contusão miocárdica
- Cardiomiopatia periparto
- Pós-cardiotomia
- Cardiomiopatia progressiva
- Cardiomiopatia séptica
- Cardiomiopatia do estresse (Takotsubo)
- Obstrução da via de saída ventricular

Falência ventricular direita
- Infarto agudo do miocárdio
- Miocardite
- Pós-cardiotomia
- Cardiomiopatia progressiva
- Embolia pulmonar
- Cardiomiopatia séptica
- Agravamento da hipertensão pulmonar

Arritmia
- Fibrilação ou *flutter* atrial
- Taquicardia ventricular ou
- Atrial
- Bradicardia ou bloqueio cardíaco

Doença pericárdica
- Tamponamento
- Constrição pericárdica progressiva

Quimioterápico, tóxico, metabólico
- Antagonistas dos canais de cálcio
- Antagonistas dos receptores adrenérgicos
- Distúrbios da tireoide

Disfunção valvar ou mecânica
- Regurgitação aórtica bacteriana aguda
- Endocardite
- Disfunção ou trombose da válvula mecânica
- Regurgitação mitral-isquemia miocárdica ou
- Infarto
- Estenose mitral progressiva
- Estenose aórtica progressiva
- Defeito do septo ventricular ou ruptura da parede livre

Fonte: Adaptado de From the American Association of Neurological Surgeons (AANS), American Society of Neuroradiology (ASNR), Cardiovascular and Interventional Radiology Society of Europe (CIRSE), 2018.

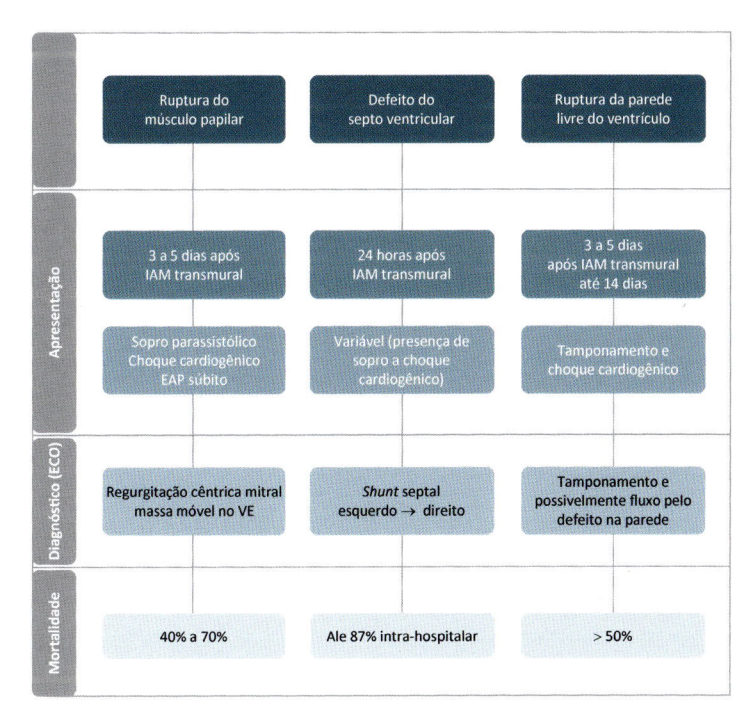

■ Figura 3.4 – Causas mecânicas para o choque cardiogênico pós IAM.

EAP: Edema agudo de pulmão; ECO: ecocardiograma; IAM: infarto agudo do miocárdio; VE: ventrículo esquerdo.

Fonte: Acervo pessoal da autoria.

■ Quadro 3.5 – Choque cardiogênico.

Tipo de choque	• Cardiogênico	• Mecanismo fisiopatológico	• Má perfusão tecidual é proveniente de um baixo débito cardíaco
Padrão ao ECO	• Redução da função sistólica, fração de ejeção e contratilidade • Disfunção diastólica • Complicações mecânicas • Disfunção do VD e HAP	• Padrão ao Swan Ganz	• Baixo DC e RVP aumentadas, Elevação da PVC, POAP (variável)

DC: débito cardíaco; POAP: pressão de obstrução de artéria pulmonar; PVC: pressão venosa central; RVP: resistência vascular pulmonar; ECO: ecocardiograma.
Fonte: Acervo pessoal dos autores.

→ Choque hemorrágico

O choque hemorrágico é de extrema importância na sua identificação e resolução precoces. Consiste em um quadro de hipovolemia. Suas principais causas são trauma e hemorragias puerperal, de trato gastrointestinal e perioperatória.

Além da desregulação entre oferta e consumo de oxigênio descrita no capítulo anterior, o choque hemorrágico tem outro aspecto fisiopatológico de igual importância, os distúrbios de coagulação. Endoteliopatia, disfunção plaquetária, hiperfibrinólise são consideradas, inicialmente, fisiológicas. Porém, principalmente na vigência de dano tecidual extenso e choque, estão associadas a grande aumento da mortalidade.

Vale ressaltar que a lesão tecidual extensa não evoluirá necessariamente para a disfunção do sistema de coagulação. Assim como lesões teciduais mínimas, no caso de dissecção de aorta, podem ser suficientes para que ocorra coagulopatia. Porém, é notado que essa alteração complexa e possivelmente fatal é modulada e exacerbada pela extensão de lesão tecidual. Contribuem para esses eventos a hemodiluição, a hipotermia e a acidose.

Como essas alterações fisiopatológicas afetam clinicamente o paciente? Sobretudo na formação deficiente de coágulo. Inicialmente, observa-se comprometimento plaquetário, na sequência, prolongamento do tempo de formação do coágulo e, então, hiperfibrinólise. Dados da cena do trauma, inclusive, já mostram que pode haver tromboelastografia (TEG) e dosagem de atividade da proteína C alteradas.

■ Quadro 3.6 – Perfil de choque e sua fisiopatologia.

Tipo de choque	• Hemorrágico	• Mecanismo fisiopatológico	• Redução crítica do volume intravascular, ocasionando um baixo retorno venoso e uma distribuição regional anormal do fluxo sanguíneo em todos os órgãos
Padrão ao ECO	• Padrão hiperdinâmico	• Padrão ao Swan Ganz	• Redução POAP, DC e PVC, Aumento da RVS

DC: débito cardíaco; POAP: pressão de obstrução de artéria pulmonar; PVC: pressão venosa central; RVS: resistência vascular sistêmicas; ECO: ecocardiograma.
Fonte: Acervo pessoal dos autores.

→ Anafilático

A anafilaxia é a forma mais grave de reação alérgica, sendo que o choque circulatório distributivo *pode* fazer parte da anafilaxia. Outros fatores que auxiliam o diagnóstico são a exposição a alérgeno, o comprometimento de vias aéreas e o quadro cutâneo.

A reação é desencadeada via imunoglobulina E, que leva à ativação de mastócitos e basófilos e à subsequente cascata de mediadores inflamatórios, caracterizando um choque distributivo.

Há ampla variação dos critérios diagnósticos na literatura médica, e o mais aceito, presente no *Guia de Anafilaxia pela Organização Global em Alergia*, de 2020, preconiza o reconhecimento de um dos dois critérios seguintes:

1. Sintomas cutâneo típicos E sintomas significados de ao menos um outro sistema orgânico; OU

2. Exposição a um alérgeno conhecido ou provável para o paciente, com comprometimento respiratório e/ou circulatório.

Em geral, o quadro clínico tem início imediatamente após a exposição, em no máximo 1 hora, e o quadro cutâneo pode estar ausente em 10% a 20% dos casos. Outro ponto de atenção é que 19% dos pacientes experimentam uma reação bifásica, em média 10 horas após a primeira (2 a 38 horas) e 40% após 10 horas.

■ Quadro 3.7 – Relação entre o tipo de choque e o comportamento hemodinâmico com a monitorização.

Tipo de choque	Anafilático	Mecanismo fisiopatológico	Vasodilatação sistêmica
Padrão ao ECO	Contratilidade normal ou aumentada	Padrão ao Swan Ganz	Redução da PVC, PAOP, RVS e DC

DC: débito cardíaco; POAP: pressão de obstrução de artéria pulmonar; PVC: pressão venosa central; RVS: resistência vascular sistêmicas; ECO: ecocardiograma.
Fonte: Acervo pessoal dos autores.

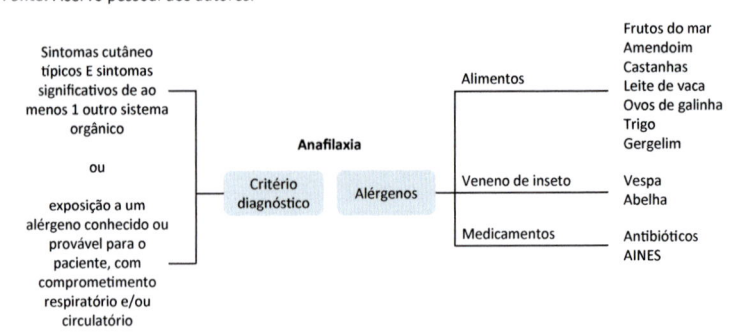

■ Figura 3.5 – Diagnóstico e causa do choque anafilático.

AINE: anti-inflamatórios não esteroidais.
Fonte: Acervo pessoal dos autores.

De forma global, os principais desencadeantes são exposição a drogas, alimentos ou venoso de insetos. Nos adultos, a principal causa de anafilaxia é a exposição ao venoso de insetos, e nas crianças, a alguns alimentos.

Um diagnóstico diferencial importante para a anafilaxia é o choque anafilactoide, que se difere na fisiopatologia, alérgenos envolvidos e na apresentação clínica. Essa reação não é mediada por IgE; ou seja, não há uma reação antígeno-anticorpo envolvida e tampouco pré-sensibilização. Os principais desencadeantes é a hipersensibilidade a soluções osmóticas (p. ex., contraste), químicas ou físicas.

Obstrutivo

O choque obstrutivo é caracterizado pela obstrução dos grandes vasos pulmonares, em decorrência da obstrução mecânica ao fluxo sanguíneo, o que gera redução do débito cardíaco e da perfusão.

Uma forma didática de dividir as causas é categorizá-las em problemas nos vasos pulmonares ou em causas mecânicas. Achados clínicos sugestivos de choque obstrutivo são dor torácica, dispneia, hipoxemia, hipotensão, turgência de jugular sem edema pulmonar. Exemplos desse tipo de choque são: tamponamento cardíaco; embolia pulmonar; hipertensão pulmonar aguda; pneumotórax hipertensivo; ventilação mecânica com altos valores de pressão expiratória final positiva (PEEP); síndrome da veia cava superior, tumores mediastinais.

◼ Quadro 3.8 – Relação entre o tipo de choque e o comportamento hemodinâmico com a monitorização.

Tipo de choque	Obstrutivo	Mecanismo fisiopatológico	Resulta de uma obstrução mecânica ao débito cardíaco, causando hipoperfusão tecidual
Padrão ao ECO	Padrão hiperdinâmico	Padrão ao Swan Ganz	Redução do DC Aumento da PVC (variável) e RVS PAOP NL (variável)

NL: DC: débito cardíaco; POAP: pressão de obstrução de artéria pulmonar; PVC: pressão venosa central; RVS: resistência vascular sistêmicas.

Fonte: Acervo pessoal dos autores.

→ Neurogênico

É um tipo de choque distributivo ocasionado por perda súbita do tônus vascular justificada por lesão da medula espinal acima do nível torácico superior, TCE ou fármacos anestésicos. A má perfusão tecidual é resultado de **vasodilatação periférica global** que provoca a redução acentuada da pressão de enchimento capilar, comprometendo o fornecimento de oxigênio pelos capilares.

Nesse tipo de choque, ocorre vasodilatação porque o mecanismo compensatório (vasoconstrição) não consegue atuar, já que a musculatura lisa arteriolar se encontra lesada, em responder ao estímulo simpático. Devido à perda do tônus simpático, a pele é quente e seca.

■ Quadro 3.9 – Relação entre o tipo de choque e o comportamento hemodinâmico com a monitorização.

Tipo de choque	• Neurogênico	• Mecanismo fisiopatológico	• Vasodilatação sistêmica por comprometimento do tônus vascular
Padrão ao ECO	• Contratilidade normal ou aumentada	• Padrão ao Swan Ganz	• Redução da PVC, PAOP, RVS e DC

DC: débito cardíaco; POAP: pressão de obstrução de artéria pulmonar; PVC: pressão venosa central; RVS: resistência vascular sistêmicas.

Fonte: Acervo pessoal dos autores.

BIBLIOGRAFIA

1. Andersen LW, et al. Etiology and therapeutic approach to elevated lactate levels. Mayo Clin Proc. 2013;88(10):1127-40.

2. Angus DC, van der Poll T. Severe sepsis and septic shock. N Engl J Med. 2013;369(9):840-51.

3. Cannon JW. Hemorrhagic Shock. N Engl J Med. 2018;378(4):370-9.

4. Cardona V, et al. World allergy organization anaphylaxis guidance 2020. World Allergy Organ J. 2020;13(10):100472.

5. Carroll RC, et al. Early evaluation of acute traumatic coagulopathy by thrombelastography. Transl Res. 2009;154(1):34-9.

6. Damluji AA, et al. Mechanical complications of acute myocardial infarction: a scientific statement from the American Heart Association. Circulation. 2021;144(2):e16-e35.

7. Ellis AK, Day JH. Incidence and characteristics of biphasic anaphylaxis: a prospective evaluation of 103 patients. Ann Allergy Asthma Immunol. 2007;98(1):64-9.

8. Fischer D, et al. Anaphylaxis. Allergy Asthma Clin Immunol. 2018;14(Suppl 2):54.

9. Hochman JS, et al. Early revascularization in acute myocardial infarction complicated by cardiogenic shock. SHOCK Investigators. Should we emergently revascularize occluded coronaries for cardiogenic shock? N Engl J Med. 1999;341(9):625-34.

10. Kutty RS, Jones N, Moorjani N. Mechanical complications of acute myocardial infarction. Cardiol Clin. 2013;31(4):519-31, vii-viii.

11. Maegele M, et al. Early coagulopathy in multiple injury: an analysis from the German trauma registry on 8724 patients. Injury. 2007;38(3):298-304.

12. McCarthy RE, et al. Long-term outcome of fulminant myocarditis as compared with acute (nonfulminant) myocarditis. N Engl J Med. 2000;342(10):690-5.

13. Standl T, et al. The nomenclature, definition and distinction of types of shock. Dtsch Arztebl Int. 2018;115(45):757-68.

14. Tehrani BN, et al. A Standardized and comprehensive approach to the management of cardiogenic shock. JACC Heart Fail. 2020;8(11):879-91.

15. van Diepen S, et al. Contemporary management of cardiogenic shock: a scientific statement from the American Heart Association. Circulation. 2017;136(16):e232-e68.

16. Vincent JL, De Backer D. Circulatory shock. N Engl J Med. 2013;369(18):1726-34.

17. Vincent JL, Ince C, Bakker J. Clinical review: circulatory shock – an update: a tribute to Professor Max Harry Weil. Crit Care. 2012;16(6):239.

18. Weil MH. Proposed reclassification of shock states with special reference to distributive effects, in advances in experimental medicine and biology. 1972:13-22.

19. White NJ, et al. Hemorrhagic blood failure: oxygen debt, coagulopathy, and endothelial damage. J Trauma Acute Care Surg. 2017;82(6S Suppl 1):S41-S9.

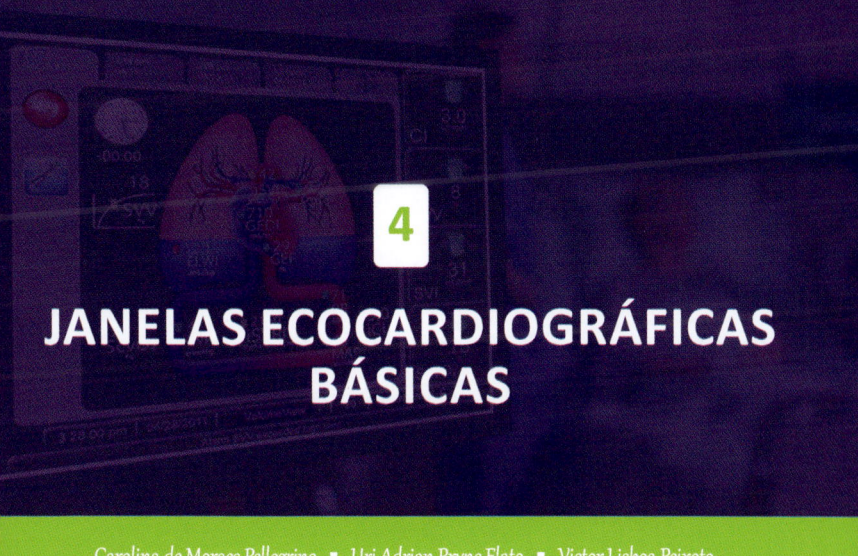

JANELAS ECOCARDIOGRÁFICAS BÁSICAS

Carolina de Moraes Pellegrino ▪ Uri Adrian Prync Flato ▪ Victor Lisboa Peixoto

→ Introdução

A ecocardiografia teve seu início em 1950, com Inge Edler, cardiologista da Universidade de Lund, porém somente em 1963 o Dr Harvey Feigenbaun utilizou essa metodologia para avaliação dos volumes cardíacos. Em 1965, houve a primeira publicação de detecção de derrames pericárdicos por ecografia e, após essa publicação, amplificaram-se os estudos em ecocardiografia.

A ultrassonografia (USG) como extensão do exame físico *ultrassom point of care* (POCUS) ficou notório a partir da década de 1970 com a descrição do *focused assessment with sonography for trauma* (FAST) técnica consagrada na avaliação de hemoperitôneo em pacientes vítimas de trauma. Com isso, além da avaliação abdominal, o FAST utiliza uma das janelas cardíacas, janela subcostal, com foco na avaliação de tamponamento cardíaco como diagnóstico diferencial de choque em politraumatizado.

Na década de 1990, o American College of Emergency Physicians (ACEP) reconhece a utilização do POCUS como ferramenta útil para elucidação diagnóstica e rápida principalmente em diagnósticos diferenciais de choque. Essa construção em torno da utilização de ecografia se estendeu para a unidade de terapia intensiva (UTI) por intermédio de publicações a respeito da interação cardiopulmonar representada pelo cor pulmonale agudo em pacientes com síndrome do desconforto respiratório agudo.

A ecocardiografia como parte da avaliação POCUS é considerada uma extensão do exame físico como o quinto pilar da semiologia. Com isso, por meio do exame físico, que incluiu inspeção, palpação, percussão, ausculta e insonação (técnica de angulação do probe ultrassonográfico para melhor visualização de estruturas anatômicas), pode-se ter uma avaliação completa do paciente. Para o desenvolvimento dessa prática à beira–leito, faz-se necessário o treinamento dos profissionais assim como a aquisição de equipamentos nas unidades de terapia intensiva (UTI) e salas de emergência que já se mostrou de maior eficiência na tomada de decisão em casos de choque e de insuficiência respiratória.

→ Objetivos

1. Ao final deste capitulo, o aluno deverá reconhecer as cinco janelas cardíacas e suas referências anatômicas.

2. As limitações que interferem na realização das janelas cardíacas.

→ Equipamento e ajustes básicos para aquisição da imagem

O exame ultrassonográfico do coração é realizado com o transdutor ou probe setorial, uma sonda de baixa frequência de 1 a 4 mHz que tem sua área de superfície de contato menor, o que facilita seu posicionamento entre os espaços intercostais, possibilitando que seus feixes de ondas divergentes penetrem na caixa torácica com alcance de distâncias mais profundas permitindo a formação da imagem cardíaca (Figura 4.1).

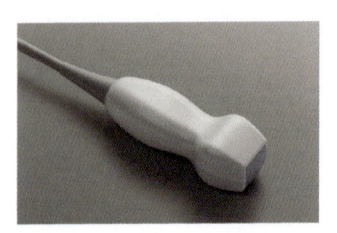

■ Figura 4.1 – Probe setorial.

Fonte: Acervo pessoal dos autores.

Para avaliação ultrassonográfica cardiológica, utiliza-se o modo bidimensional (modo B ou 2D). Ele é utilizado para a avaliação de todas as janelas ecocardiográficas em que pode ser analisado a morfologia da função cardíaca de maneira qualitativa, foco da avaliação POCUS. Além disso, é possível avaliar as medidas quantitativas das dimensões cardíacas, as áreas e os volumes obtidos a partir das imagens no modo B. Avaliações quantitativas requerem treinamento mais especifico e avançado, não sendo o objetivo inicial do médico não especialista (Figura 4.2).

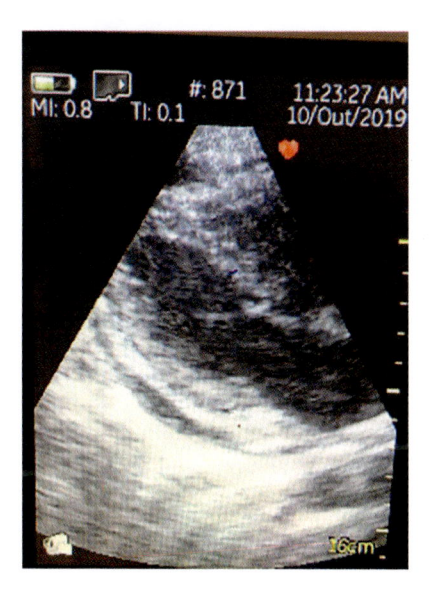

■ Figura 4.2 – Modo B.

Fonte: Acervo pessoal dos autores.

O modo M é uma modalidade em que se observa a movimentação temporal de uma estrutura por um feixe ultrassonográfico fixado no modo B como demonstrado na Figura 4.3, em que existe um feixe branco no modo B que mostra o eixo paraesternal longo com correlação no modo M em que se identificam o septo, a abertura e o fechamento da válvula mitral. Esse modo é complementar para medidas quantitativas como diâmetro sistólico final e diâmetro diastólico final, que são medidas utilizadas para cálculo de fracão de ejeção pelo método de Teichholz realizado habitualmente por ecocardiografistas.

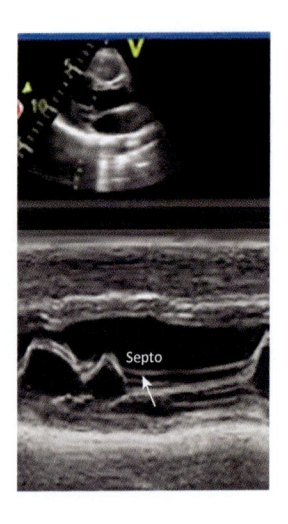

■ Figura 4.3 – Modo M.

Fonte: Acervo pessoal dos autores.

Após seleção do modo B para início do exame, é necessário ajustar a profundidade que é expressa em centímetros ao lado da tela de ultrassom (US). A escolha da profundidade será a menor distância para a melhor qualidade de imagem que, por sua vez, é determinada pelo biotipo do paciente (longilíneo, brevilíneo, além de diferentes graus de obesidade que podem necessitar de profundidades maiores). O valor da profundidade máxima da tela é exibido na borda lateral da imagem em centímetros.

Após ajuste de modo e profundidade, é possível ajustar o ganho da imagem que nada mais é do que a amplitude dos sinais de onda de US com os tecidos que tornam a imagem mais ou menos brilhantes. O ajuste de ganho pode ser global, ou seja, de toda a estrutura da imagem ou de forma setorizada para diferentes segmentos da imagem pelo ajuste do *time gain compensation* (TGC) que, a depender do fabricante, pode se apresentar no teclado do equipamento como botões analógicos ou de forma digital.

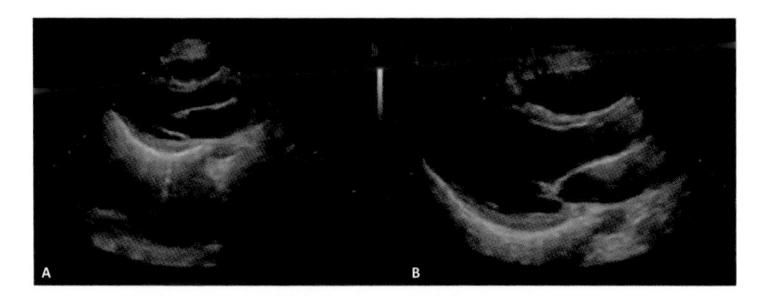

■ Figura 4.4 – Imagem em modo B do Eixo paraesternal longitudinal demonstrando o ajuste de profundidade: A com profundidade de 22 cm e B mesma imagem com profundidade de 12 cm, com maior qualidade da imagem.

Fonte: Acervo pessoal dos autores.

Outro ajuste fundamental para a realização das janelas cardíacas é o posicionamento do índex, uma marcação lateral que pode ser luminosa ou em relevo presente nos transdutores. Sua função consiste em referenciar a estrutura anatômica analisada em cada janela cardíaca sobre a orientação da imagem mostrada na tela. No exame de ecocardiografia no adulto, o símbolo referente ao índex está localizado no canto superior direito da tela do monitor e o transdutor deve estar localizado de tal forma que o índex esteja localizado em direção à cabeça ou ao lado esquerdo do paciente.

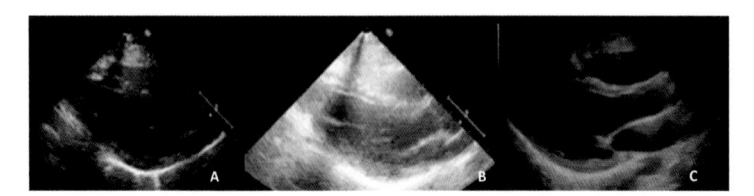

■ Figura 4.5 – Imagem de ecocardiografia do corte paraesternal, eixo longo, demonstrando ajuste de ganho (A) ganho baixo; (B) ganho excessivo e (C) ganho adequado.

Fonte: Acervo pessoal dos autores.

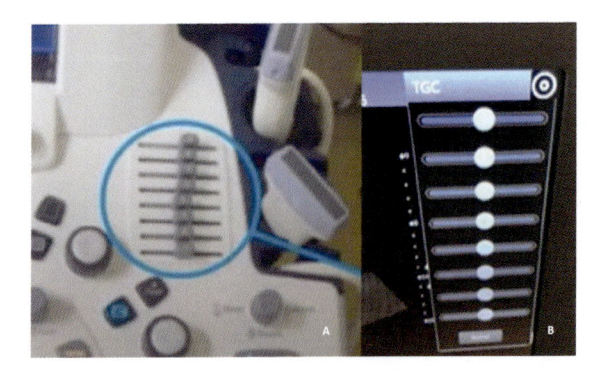

■ Figura 4.6 – (A) Teclado do aparelho ultrassonográfico com botões analógicos de TGC. (B) Teclado de aparelho portátil digital.

Fonte: Acervo pessoal dos autores.

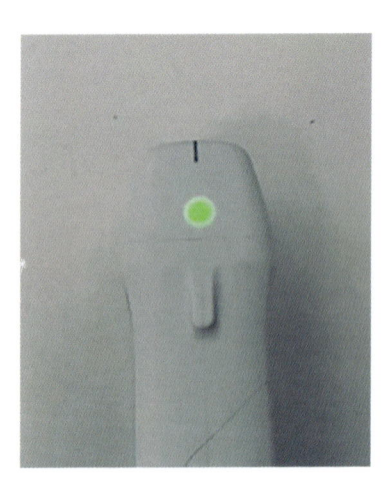

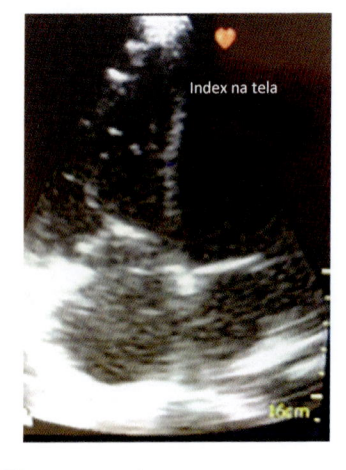

■ Figura 4.7 – Índex luminoso e em relevo de US ultraportátil.

Fonte: Acevo pessoal dos autores.

■ Figura 4.8 – Índex em forma de coração na tela do US ultraportátil.

Fonte: Acervo pessoal dos autores.

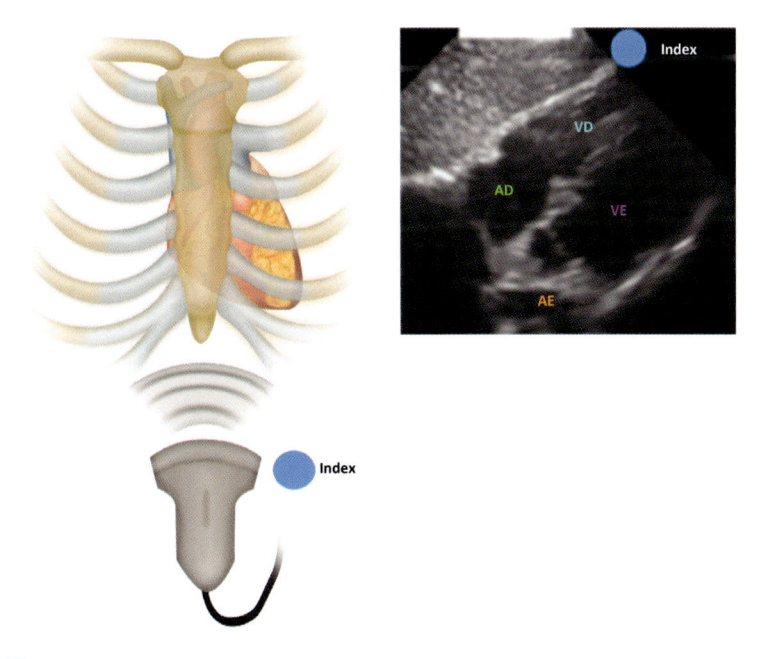

■ Figura 4.9 – Aquisição da imagem em janela subcostal com probe de US, índex à esquerda do paciente e imagem projetada na tela em espelho com referência do índex.

AE: átrio esquerdo; AD: átrio direito; VD: ventrículo direito; VE: ventrículo esquerdo.

Fonte: Acervo pessoal dos autores.

⟶ Posicionamento do paciente e limitações na formação da imagem

Quando a ecocardiografia é realizada de maneira eletiva, as condições ambientais relacionadas à iluminação e à ergonomia do examinador são fatores que influenciam na melhor aquisição da imagem. Outro fator determinante é o posicionamento adequado do paciente que se encontra em decúbito lateral esquerdo (DLE), com inclinação do tórax para a esquerda que leva a uma maior aproximação do coração com a caixa torácica e à elevação do membro superior esquerdo, o que promove a abertura do espaço intercostal, fatores que colaboram para aquisição de melhores janelas cardíacas (Figura 4.10).

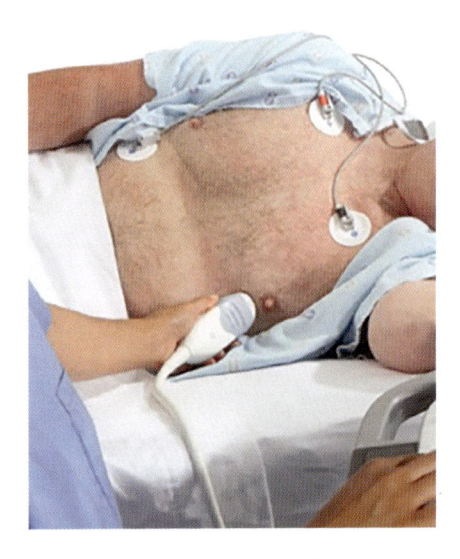

■ Figura 4.10 – Posicionamento em DLE em exame eletivo.

Fonte: Acervo pessoal dos autores.

Quando se realiza a USG POCUS em ambientes de UTI e de emergência, a iluminação do ambiente, o espaço físico para o posicionamento do aparelho e do examinador, além do posicionamento do paciente que muitas vezes está em decúbito dorsal e sob dispositivos invasivos como ventilação mecânica, dificultam a aquisição das janelas cardíacas pelo examinador. Caso não haja contraindicações de mobilização, em virtude de diferentes condições clínicas, é possível utilizar coxins para lateralização esquerda do paciente de modo a ajudar a aquisição da imagem (Figura 4.11). No entanto, se houver contraindicações para mobilização, por vezes não será possível a aquisição de todas as janelas cardíacas, além de haver dificuldade de reconhecimento de algumas estruturas, o que prejudica a complementação da USG na tomada de decisão.

Pacientes em condições de pós-operatórios de cirurgias cardiopulmonares e a presença de drenos mediastinais e de curativos são fatores que limitam a visualização das janelas cardíacas. Enfisema subcutâneo inviabiliza a aquisição da imagem, pois a onda sonora do US não se propaga em meio ao gás, sendo refletida e não formando a imagem.

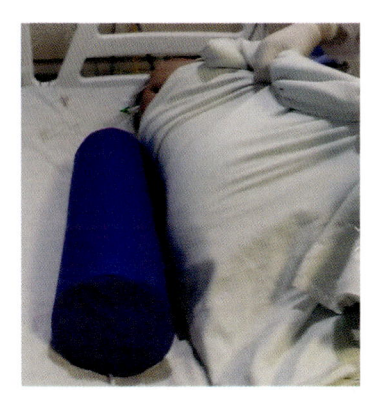

■ Figura 4.11 – Uso de coxim para posicionamento em DLE na UTI.

Fonte: Acervo pessoal dos autores.

→ Janela paraesternal longitudinal (eixo-longo)

O exame é iniciado posicionando-se o paciente preferencialmente em decúbito lateral esquerdo se não houver contraindicações, com a mobilização posicionando o transdutor na altura do 3º ou 4º espaços intercostais à esquerda do esterno, com o índex do transdutor apontado para o ombro direito do paciente. Em uma analogia com a posição de um relógio, seria o equivalente de 10 a 11 horas (Figura 4.12).

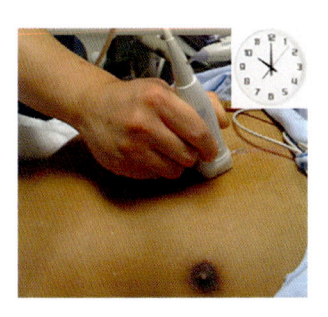

■ Figura 4.12 – Posicionamento do probe no 3º espaço intercostal com índex apontado para ombro direito.

Fonte: Acervo pessoal dos autores.

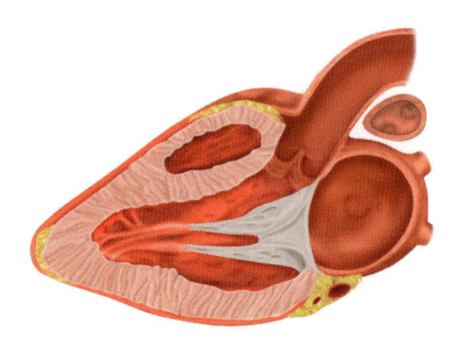

■ Figura 4.13 – Estruturas anatômicas visualizadas na janela paraesternal do eixo longo.

Fonte: Adaptada de Patrick J. Lunch, 2006.

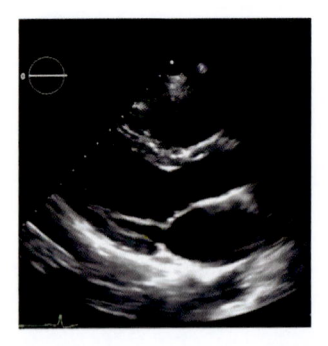

■ Figura 4.14 – Visualização de estruturas anatômicas visualizadas no janela paraesternal do eixo longo.

AE: átrio esquerdo; AO: aorta ascendente; VA: válvula áortica; VD: ventrículo direito; VE: ventrículo esquerdo; VM: válvula mitral.

Fonte: Acervo pessoal dos autores.

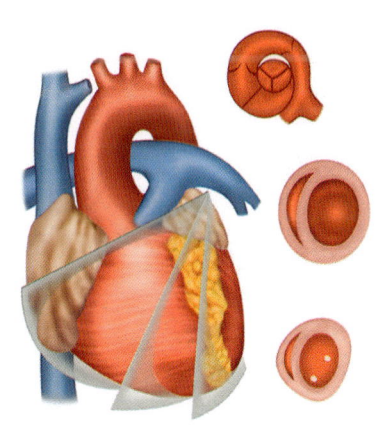

■ Figura 4.15 – Estruturas anatômicas visualizadas na janela paraesternal do eixo curto.

Fonte: Adaptada de Patrick J. Lunch 2006.

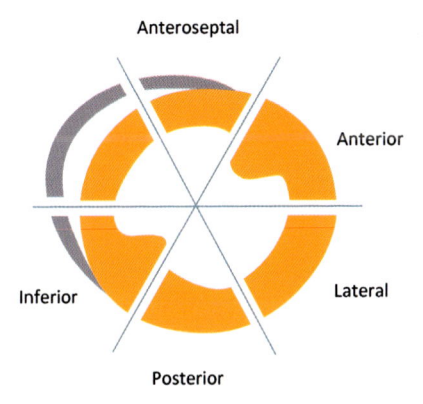

■ Figura 4.16 – Segmentos das paredes do miocárdio no corte na janela paraesternal transversal.

Fonte: Adaptada de Livro Eco.

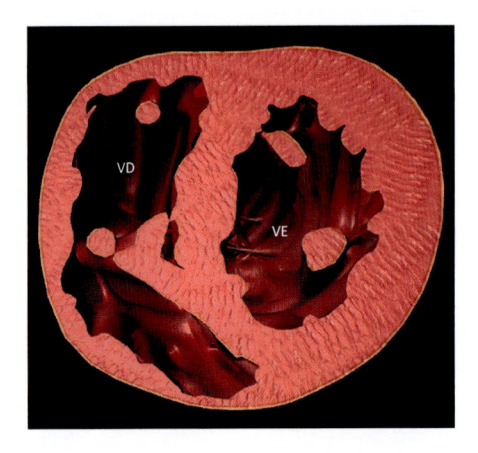

■ Figura 4.17 – Corte transversal no plano dos músculos papilares.

VD: ventrículo direito; VE: ventrículo esquerdo.

Fonte: Adaptada de Patrick J. Lunch 2006.

Diferentes informações são obtidas de forma qualitativa nessa janela como tamanho do ventrículo esquerdo (VE) (em casos de grande dilatação ventricular, é possível deslocar o septo interventricular em direção ao ventrículo direito (VD)), além da função sistólica do ventrículo esquerdo, observando-se a contratilidade global de VE. Além disso, é possível avaliar a morfologia das válvulas aórtica e mitral, e em análises mais avançadas, mediar o diâmetro da via de saída do VE, medida esta utilizada no cálculo do volume sistólico e do débito cardíaco.

⮕ Janela paraesternal transversal (eixo curto)

A partir do posicionamento da janela paraesternal do eixo longo, gira-se o transdutor com índex, que estava apontado para o ombro direito, na direção do ombro esquerdo que seria o equivalente a 2 horas do relógio; assim, adquire-se a imagem do eixo curto. Ao se realizar o movimento de inclinação (movimento de báscula) ao longo do mesmo eixo de orientação nessa janela, é possível identificar diferentes planos do VE promovendo uma varredura de ápice até os vasos da base com identificação dos músculos papilares e válvula mitral.

Na janela paraesternal transversal, é possível visualizar as paredes ventriculares dos três territórios coronariano, sendo uma janela útil para avaliar áreas de hipocinesia relacionada a infarto agudo do miocárdio (IAM). Outra avaliação importante, nessa janela, é a avaliação da relação entre ventrículo esquerdo, uma câmara pressórica com arquitetura concêntrica e uma câmara volumétrica com arquitetura semilunar (nessa janela). Quando existe sobrecarga pressórica de VD, seu diâmetro aumenta, rechaçando o septo interventricular que pode se tornar retificado ou desviado para o lado esquerdo.

→ Janela apical de quatro câmaras

Para adquirir essa janela, o paciente deve estar preferencialmente em decúbito lateral esquerdo. Palpa-se o *ictus cordis* e posiciona-se o transdutor entre os 5º e o 6º espaços intercostais entre a linha medioclavicular e axilar anterior; usando-se a referência do relógio, o índex será apontado entre 2 e 3 horas. Percebe-se que a imagem projetada na tela encontra-se em espelho, sendo o ápice exibido na parte superior da tela e os átrios, na porção inferior (Figura 4.19). Para o melhor alongamento da imagem, é importante tentar adquirir a imagem no espaço intercostal mais inferior.

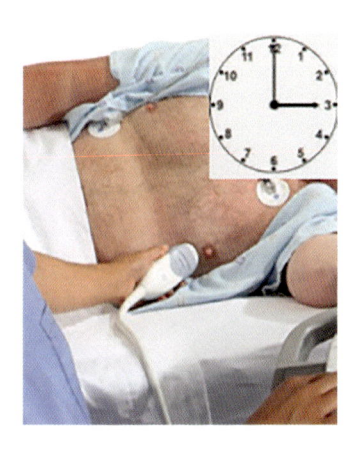

■ Figura 4.18 – Posicionamento em DLE com probe posicionado no 6º espaço intercostal com referência ao *ictus-cordis.*

Fonte: Acervo pessoal dos autores.

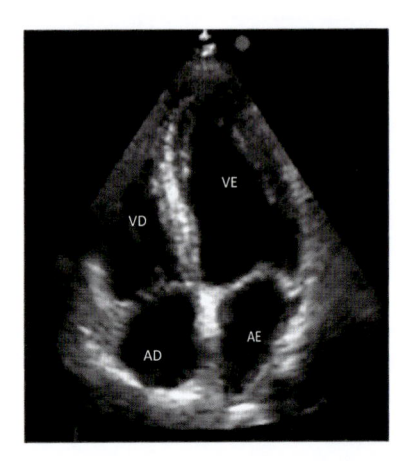

■ Figura 4.19 – Visualização de estruturas anatômicas visualizadas na janela apical de quatro câmaras.

AD: átrio direito; AE: átrio esquerdo; VD: ventrículo direito; VE: ventrículo esquerdo.

Fonte: Acervo pessoal dos autores.

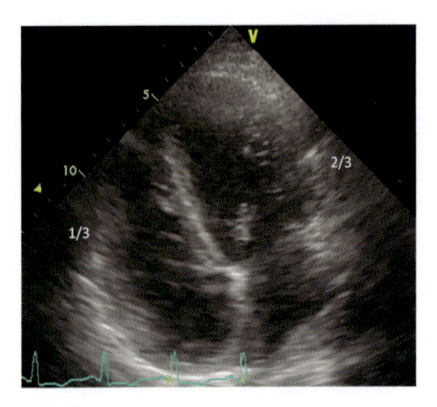

■ Figura 4.20 – Visualização na janela apical de quatro câmaras da relação qualitativa entre ventrículo direito (VD) e ventrículo esquerdo (VE).

Fonte: Acervo pessoal dos autores.

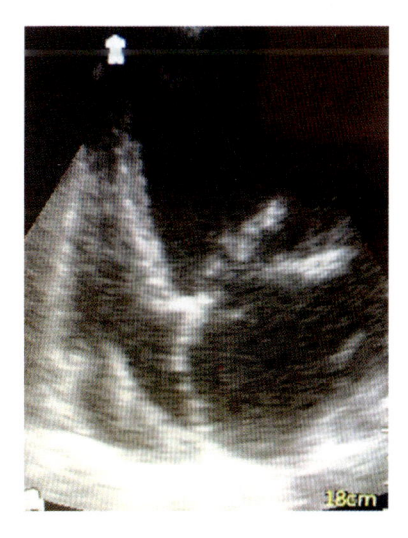

■ Figura 4.21 – Visualização janela apical de quatro câmaras com aumento importante do ventrículo esquerdo (VE) e sob ventrículo direito (VD) com perda da proporção, nota-se o aumento de átrio esquerdo (AE).

Fonte: Acervo pessoal dos autores.

As relações anatômicas da janela apical são importantes para avaliar alterações patológicas relacionadas ao miocárdio. Em um coração sem alterações estruturais, a relação de VD com VE em avaliação qualitativa respeita a proporção de 2/3 e 1/3, a inserção da válvulas tricúspide é mais alta do que a da válvula aórtica. Nessa janela, é possível avaliar a morfologia das válvulas, assim como a função sistólica dos ventrículos.

→ Janela apical de cinco câmaras

Com o mesmo posicionamento do transdutor para aquisição da janela apical de quatro câmaras, preferindo-se o espaço intercostal mais inferior, aumenta-se a angulação do probe para se obter a via de saída do ventrículo esquerdo (VSVE) junto à válvula aórtica (Figura 4.22). Com essa visualização, é possível realizar medidas quantitativas com auxilio da função Doppler pulsado e medir a velocidade do fluxo sanguíneo, integral velocidade-tempo

(VTI) na VSVE, o VTI além de fazer parte do cálculo do débito cardíaco. Essas variáveis, em conjunto com dados clínicos e laboratoriais, são utilizadas como preditoras de fluidorresponsividade em pacientes em choque. Alterações estruturais da válvula aórtica alteram o cálculo VTI, nao sendo recomendada sua realização para predizer fluidorresponsividade.

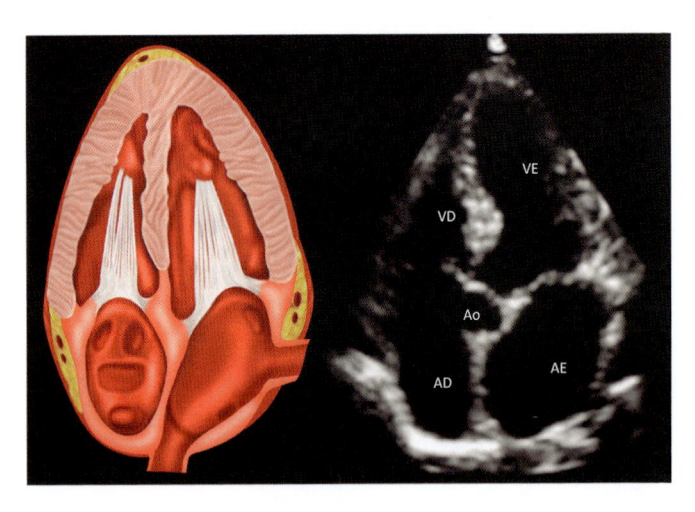

■ Figura 4.22 – Corte apical de cinco câmaras com abertura de VSVE e seu equivalente ecocardiográfico.

AD: átrio direito; AE: átrio esquerdo; AO: aorta ascendente; VD: ventrículo direito; VE: ventrículo esquerdo.

Fonte: Adaptada de Patrick J. Lunch 2006; acervo pessoal.

→ Janela subcostal quatro câmaras

Para aquisição da janela subcostal, o paciente deve estar em posição supino, o transdutor deve estar abaixo do apêndice xifoide com o índex direcionado para o braço esquerdo; usando-se a referência do relógio, para as 3 horas, com angulação entre 120º e 140º. Essa janela é útil para avaliação de derrame pericárdico; por esse motivo, ela é uma das janelas estudadas no exame FAST que, por ter o intuito desse diagnóstico, pode ser realizada com transdutor curvilíneo ou com o probe setorial para uma avaliação ecocardiográfica em que é possível avaliar melhor as câmaras direitas.

É possível identificar a veia cava inferior (VCI), nessa janela, realizando-se o movimento de rotação anti-horária do índex que inicialmente está apontado para o braço esquerdo; ou às 3 horas, para a cabeça do paciente; ou às 12 horas, realizando um movimento laterolateral. A VCI tem sua desembocadura no átrio direito e uma relação na sua porção superior com a veia supra-hepática. Sendo assim, é importante reconhecer a diferença da VCI com a artéria aórtica, que se encontra mediamente à veia cava, não apresenta desembocadura no átrio e apresenta pulsação (maior ecogênicidade em sua parede).

A VCI tem relação com pré-carga e, com a avaliação qualitativa do coração, o POCUS pulmonar e os dados clínicos e laboratoriais, ajuda na construção do raciocínio de fluidorresponsividade. Não recomendamos a avaliação isolada da VCI como preditor de resposta polêmica, pois ela sofre influência em situações de aumento da pós-carga de VD. Por esse motivo, o diâmetro da VCI é incluído no cálculo de pressão sistólica da artéria pulmonar (PSAP) ou de disfunção de VD.

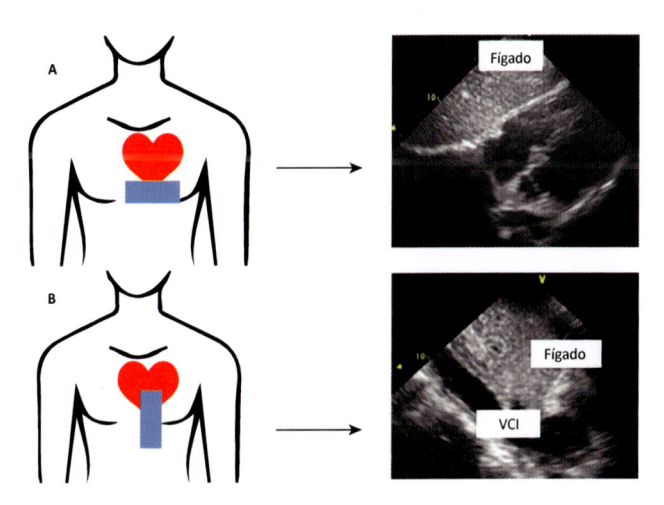

■ Figura 4.23 – Representação do norte subcostal. Corte subcostal. (A) Transdutor posicionado às 3 horas e imagem ecocardiográfica visualizada. (B) Transdutor posicionado às 12 horas com imagem ecocardiográfica da veia cava inferior.

VCI: veia cava inferior.

Fonte: Acervo pessoal dos autores.

Resumo

A avaliação da ecografia *point-of-care* tem como objetivo complementar o exame físico e ajudar a esclarecer dúvidas diagnósticas na condução de pacientes graves, especialmente naqueles que apresentam diferentes estados de choque e ou de insuficiência respiratória.

Essa avaliação não permite produção de laudo e seus achados devem ser documentados em prontuário junto ao exame físico cardíaco do paciente.

O uso de USG POCUS tem o objetivo de reconhecer padrões normais e anormais que impactam na decisão terapêutica do paciente grave e não dispensa a realização de exame ecocardiográfico realizado por especialista que objetiva parâmetros quantitativos e qualitativos de fundamental importância para diagnósticos avançados.

A avaliação com POCUS deve ser de maneira semicontínua, pois os achados mudam ao longo do curso das doenças e também após as intervenções realizadas nos pacientes.

BIBLIOGRAFIA

1. Barros SD, Bravim BA. Ecografia em terapia intensiva e na medicina de urgência. Rio de Janeiro: Atheneu, 2019.

2. Blanco P, Aguiar FM, Blaivas M. Rapid ultrasound in shock (RUSH) velocity-time integral: a proposal to expand the RUSH protocol. J Ultrasound Med. 2015;34(9):1691-700. doi: 10.7863/ultra.15.14.08059. Epub 2015 Aug 17. PMID: 26283755.

3. Edler I, Hertz CH. The use of ultrasonic reflectoscope for continuous recording of the movements of heart walls. 1954. Clin Physiol Funct Imaging. 2004;24(3):118-36.

4. Feigenbaum H, Waldhausen JA, Hyde LP. Ultrasound diagnosis in pericardial effusion. JAMA. 1965;191:711-4.

5. International Sonographer Training Task Force of the American Society of Echocardiography. International echo training module 1: basic instrumentation. Durham NC. American Society of Echocardiography; 2015.

6. Kobal SL, Trento L, Baharami S, et al. Comparison of effectiveness of hand-carried ultrasound to bedside cardiovascular physical examination. Am J Cardiol. 2005;96:1002-6.

7. Lang RM, Badano LP, et al. Recommendations for cardiac chamber quantification by echocardiography in adults: an update from the American Society of Echocardiography and the European Association of Cardiovascular Imaging. J Am Soc Echocardiogr. 2015;28(1):1-39.e14.

8. Mancuso FJN, Hotta VT, Carvalho AC, Filho OC. Ecocardiografia na terapia intensiva e na emergência. Barueri: Manole, 2015:15-24.

9. Martin LD, Howell EE, Ziegelstein RC, Martire C, Whiting-O'Keefe QE, et al. Hand-car-ried ultrasound performed by hospitalists: does it improve the cardiac physical exa-mination? Am J Med. 2009;122(1):35-41. doi: 10.1016/j.amjmed.2008.07.022. PMID: 19114170.

10. Mitchell C, Rahko PS, Blauwet LA, Canaday B, Finstuen JA, et al. Guidelines for perfor-ming a comprehensive transthoracic echocardiographic examination in adults: recom-mendations from the American Society of Echocardiography. J Am Soc Echocardiogr. 2019;32(1):1-64. doi: 10.1016/j.echo.2018.06.004.

11. Narula J, Chandrashekhar Y, Braunwald E. Time to Add a fifth pillar to bedside physical examination: inspection, palpation, percussion, auscultation, and insonation. JAMA Cardiol. 2018;3(4):346-50. doi: 10.1001/jamacardio.2018.0001. PMID: 29490335.

12. Scalea TM, Rodriguez A, Chiu WC, et al. Focused assessment with sonography for trauma (FAST): results from an international consensus conference. J Trauma. 1999;46(3):466-72.

13. Spencer KT, Kimura BJ, Korcarz CE, et al. Focused cardiac ltrasound: recommendations from the American Society of Echocardiography. J Am Soc Echocardiogr. 2013;26:56.

14. Ultrasound guidelines: emergency, point-of-care and clinical ultrasound guideli-nes in medicine. Ann Emerg Med. 2017;69(5):e27-e54. doi: 10.1016/j.annemerg-med.2016.08.457. PMID: 28442101.

15. Vieillard-Baron A, Prin S, Chergui K, et al. Echo-Doppler demonstration of acute cor pulmonale at the bedside in the medical intensive care unit. Am J Respir Crit care Med. 2002;166(10):1310-9.

16. Vignon P, Dugard A, Abraham J, et al. Focused training for goal-oriented hand-held echocardiography performed by noncardiologist residents in the intensive care unit. Intensive Care Med. 2007;33(10):1795-9.

17. Wilson Mathias Jr. Manual de ecocardiografia. 2 ed. Barueri: Manole, 2009.

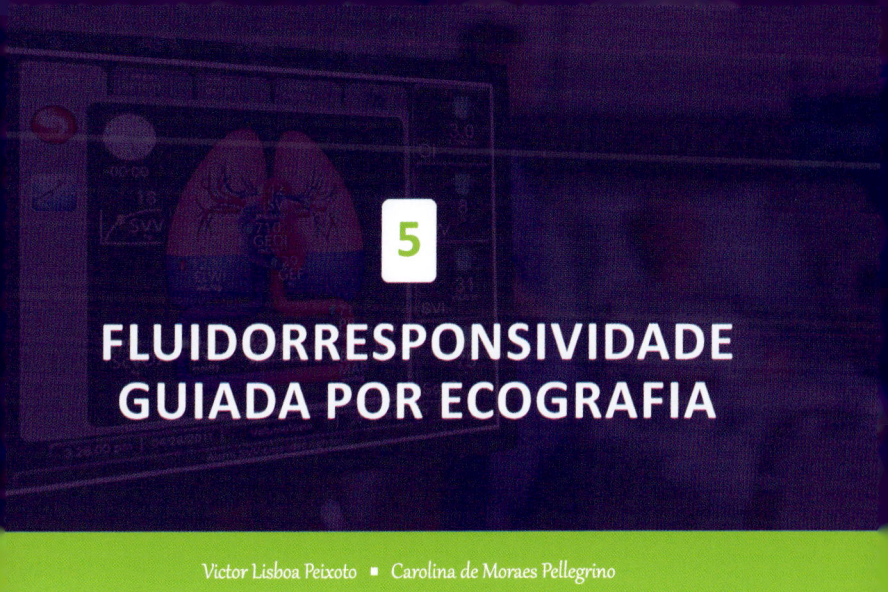

5

FLUIDORRESPONSIVIDADE GUIADA POR ECOGRAFIA

Victor Lisboa Peixoto ▪ Carolina de Moraes Pellegrino

→ Resumo

A avaliação do volume intravascular e da fluidorresponsividade do paciente crítico é um grande desafio no ambiente de Medicina Intensiva.

Diversos métodos têm sido estudados ao longo dos últimos anos para se obter uma avaliação prática, reproduzível e fidedigna do *status* volêmico, da sobrecarga hídrica e da capacidade do organismo em responder com aumento de débito cardíaco frente à infusão de fluidos endovenosos.

O presente capítulo busca, de maneira objetiva, trazer os principais e mais atuais conceitos acerca desse assunto a fim de possibilitar o leitor a incorporar novas práticas clínicas em seu dia a dia, capazes de otimizar o tratamento ao doente grave e melhorar seus desfechos.

→ Objetivos

Ao fim deste capítulo, o leitor será capaz de:

1. Compreender a fisiologia básica da fluidorresponsividade.

2. Realizar avaliação básica de fluidorresponsividade por intermédio do ultrassom.

3. Avaliar sobrecarga de volume no paciente crítico por meio da ultrassonografia.

4. Entender as principais vantagens e limitações do método.

→ Introdução

A avaliação e o manejo do volume intravascular são os desafios centrais no cuidado ao paciente crítico. Pacientes hipotensos são habitualmente ressuscitados com cristaloides intravenosos conforme recomendações de tratamento para diversos estados de choque.

Apesar do seu aspecto trivial, a administração de fluidos no doente crítico apresenta vários problemas complexos. Muitos esforços têm sido realizados para se determinar, antes de se infundir fluidos, se essa intervenção acarreta o aumento do débito cardíaco.

Estudos realizados em ambiente cirúrgico com pacientes hipotensos ou com doenças agudas evidenciam que 50% dos bólus de fluidos não levam ao aumento do débito cardíaco.

Além disso, evidências demonstram que a administração excessiva de fluido está associada ao aumento da mortalidade. Diversos mecanismos como lesão endotelial, edema tecidual e aumento do fluido no interstício e no espaço extravascular pulmonar estão associados com disfunção orgânica progressiva e óbito.

O ultrassom *point-of-care* permite a avaliação em tempo real e não invasiva da volemia e, graças à sua reprodutibilidade, também é utilizado para monitorização. Os resultados obtidos com a ultrassonografia são equivalentes àqueles de outros métodos. Além disso, o método é de fácil aprendizado até para médicos com pouca experiência.

→ *Status* volêmico

Predizer fluidorresponsividade é um desafio na prática médica, variáveis como pressão arterial e frequência cardíaca são pouco específicas para determinar o início da expansão volêmica e seu incremento no débito cardíaco.

A lei de Frank-Starling permite avaliar a relação da pré-carga cardíaca no volume sistólico (VS) e no débito cardíaco. Pacientes que se encontram com a pré-carga na fase inicial da curva são tidos como "pré-carga-dependentes" e são respondedores a volume. Nesse perfil de paciente, a expansão volêmica aumenta o retorno venoso, gerando incremento no VS. A curva de Frank-Starling pode ser desviada para a esquerda ou para a direita com mudanças na contratilidade ventricular. A maior parte dos indivíduos saudáveis tem uma "reserva" de pré-carga e será responsiva à expansão de fluidos. Pacientes criticamente enfermos ou com doença cardiovascular subjacente podem se encontrar no platô da curva. Nesses casos, a administração de mais fluidos não aumentará o débito cardíaco e ainda exporá o paciente a seus efeitos deletérios.

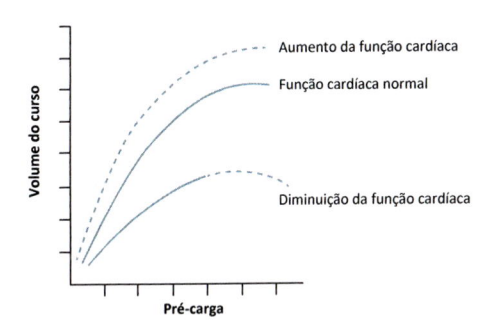

■ Figura 5.1 – Lei de Frank-Starling. A inclinação da curva depende da função sistólica ventricular. Assim, um dado nível da pré-carga cardíaca não auxilia a predizer a fluidorresponsividade.

Fonte: Acervo pessoal dos autores.

⮕ Por que administrar fluidos?

O objetivo final da administração de fluidos é aumentar a oferta de oxigênio aos tecidos, o que melhora a disfunção orgânica.

Quando e enchimento ventricular for influenciado pela pré-carga, os fluidos promoverão aumento da pressão média de enchimento, levando ao aumento do retorno venoso, o que gera aumento do débito cardíaco. Assim, o débito cardíaco aumentado eleva a entrega tecidual de oxigênio, embora a hemodiluição promovida pelo fluido possa atenuar esse efeito.

O ganho da pressão arterial aumenta o fluxo sanguíneo para a microcirculação. Caso esta esteja íntegra, haverá aumento da disponibilidade de oxigênio para os tecidos, do metabolismo aeróbico e, finalmente, haverá melhora da disfunção orgânica, exceto quando houver dano tecidual instalado.

→ Aplicação da ultrassonografia

Avaliação da veia cava inferior

A mensuração ultrassonográfica da veia cava inferior (VCI) tem sido proposta como uma ferramenta complementar no manejo da fluidoterapia. Existem correlações bem-estabelecidas entre as mudanças induzidas pelo ciclo respiratório no diâmetro da VCI e a pressão venosa central (PVC).

Por intermédio do aparelho de ultrassom, essa avaliação pode ser realizado com um probe convexo ou setorial. Ambos são eficazes para uma análise de estruturas profundas (25 cm a 30 cm). O posicionamento-padrão do probe para o estudo é na linha média anterior, acima do epigástrio e abaixo do processo xifoide. Situações clínicas como distensão gasosa intestinal, curativos grandes, drenos ou ferimentos abdominais dificultam a avaliação subcostal; nesses casos, a VCI pode ser avaliada na parede abdominal lateral, na linha axilar anterior direita.

A avaliação da VCI pode variar em ventilação espontânea ou sob ventilação mecânica invasiva (VMI). Em ventilação espontânea, avalia-se a colapsabilidade da VCI; já em VMI, mensura-se a distensibilidade. Os diâmetros máximo e mínimo são mensurados utilizando-se o modo M durante as fases inspiratória e expiratória do ciclo respiratório. Os resultados obtidos são computados de acordo com a seguinte fórmula:

$$dVCI = Dmáx - Dmin \times 100\% \, Dmáx$$

Onde 'd' significa colapsibilidade (distensibilidade), 'Dmáx' – diâmetro máximo e 'Dmín' – diâmetro mínimo. Nos pacientes fluidorresponsivos, esse valor deve ser superior a 40%. Em ventilação espontânea, pacientes que não respondem a volume costumam ter índice abaixo de 15%. Além disso, valores superiores a 50% estão fortemente associados a uma baixa PVC.

Em pacientes em VMI, a avaliação da variabilidade, segundo Feissel et al. identificaram, uma variação de 12% é um forte preditor de fluidorresponsividade. Todos os pacientes, no estudo liderado por esses autores, foram ventilados mecanicamente com volume corrente entre 8 e 10 mL/kg. Barbier et al. demonstraram resultados similares em pacientes sépticos, com um ponto de corte de 18%.

Estudos subsequentes, em especial nos pacientes em respiração espontânea, falharam em mostrar a mesma habilidade preditiva para as variações do diâmetro da veia cava inferior.

Assim, embora o tamanho da VCI tenha íntima relação com a PVC, esta, avaliada de maneira isolada, não conseguiu se provar confiável para avaliação de responsividade a fluidos. Fatores como variações do volume corrente e alterações da pressão intratorácica têm repercussão na avaliação da VCI.

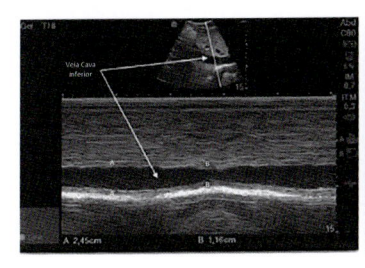 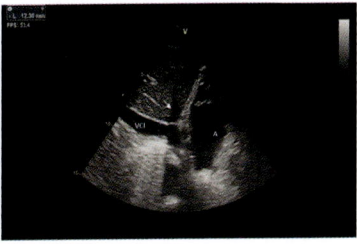

▣ **Figura 5.2 – Modo M para avaliar colapsabilidade e avaliação da cava na desembocadura do AD.**

Fonte: Acervo pessoal dos autores.

Ecocardiografia

Para acessar o coração, é necessário um probe setorial. O dispositivo de ultrassom deve ser equipado com o modo color Doppler. Durante o exame, o paciente deverá ser posicionado em decúbito lateral esquerdo, com o braço esquerdo em abdução, para expandir os espaços intercostais. A avaliação é feita nas seguintes janelas: paraesternal eixo longo (o probe é colocado entre os 3º e 4º espaços intercostais, ao lado da borda esternal esquerda); paraesternal eixo curto (colocado da mesma forma que o anterior, mas rotacionado a 90°) e apical (o probe é colocado sobre o ápice cardíaco).

Parâmetros estáticos

O VS do ventrículo esquerdo (VE) se correlaciona intimamente com as pressões de enchimento do ventrículo direito (VD). O parâmetro volumétrico

– o volume diastólico final do VE – representa bem a quantidade de volume intravascular perdido. No entanto, o seu cálculo demanda bastante tempo. Dessa forma, outro parâmetro – a área diastólica final da *left ventricular end-diastolic area* (LVEDA) – tem sido utilizado em seu lugar.

A LVEDA é medida no nível papilar médio, no eixo curto da janela paraesternal. É importante realizar a mensuração no plano perpendicular ao eixo do VE. Uma área diastólica final com valores abaixo de 10 cm^2 indica hipovolemia, enquanto valores acima de 20 cm^2 sugerem hipervolemia. Em casos extremos, a obliteração da cavidade ventricular esquerda pode ser observada – "sinal do beijo/*kissing walls*". No entanto, em casos de disfunções graves de VD, o VE pode ter seu tamanho reduzido por ausência de pré-carga. Hipertrofia concêntrica e pericardite constritiva também podem levar a uma redução da LVEDA, sendo necessária cautela na interpretação do exame nessas condições.

Uma avaliação global da função e da forma ventriculares pode auxiliar na tomada de decisão em fluidorressuscitação, mas não deve ser utilizada como parâmetro isolado para definir responsividade.

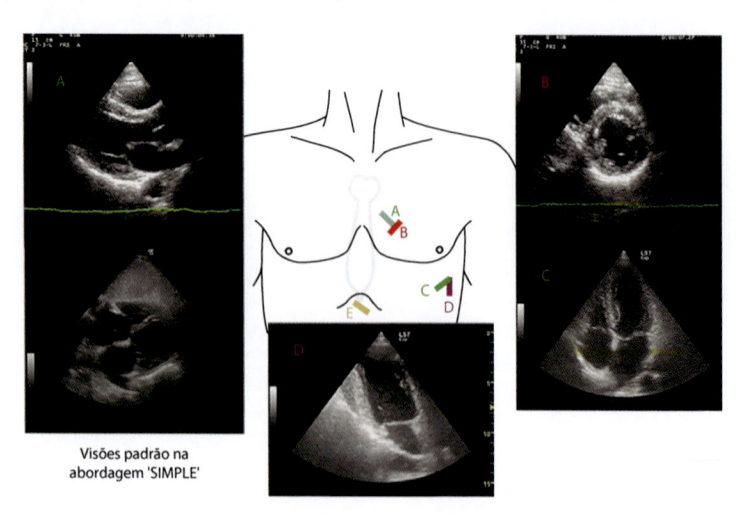

Visões padrão na abordagem 'SIMPLE'

◼ Figura 5.3 – Mensuração normal da área diastólica final do ventrículo esquerdo.

Fonte: Acervo pessoal dos autores.

Parâmetros dinâmicos

Alterações do VS mensuradas por meio do ecocardiograma se constituem em excelente método para predizer a reserva de pré-carga. O VS pode ser avaliado ao se determinar a integral tempo-velocidade (VTI, do inglês *velocity-time integral*) do fluxo sanguíneo aórtico por meio do eco transtorácico. O produto entre VTI e área aórtica resulta no VS – considerando-se que o diâmetro aórtico é constante, ao se multiplicar o resultado pela frequência cardíaca, obtém-se o débito cardíaco.

O VTI da via de saída do ventrículo esquerdo (VSVE) é obtido traçando-se um envelope do espectro Doppler do fluxo sistólico da VSVE a partir da janela apical três ou cinco câmaras, utilizando-se o Doppler de onda pulsátil (PWD, do inglês *pulsatile wave Doppler*). A mensuração é realizada por meio da análise do volume da amostra colocado dentro da via de saída do VE, aproximadamente a 1 cm de distância da válvula aórtica.

Um VTI ótimo é obtido quando o alinhamento da amostra do Doppler pulsátil é paralelo ao fluxo subaórtico e um alargamento espectral mínimo é obtido. Lamia et al. identificaram que um aumento de 12,5% no VTI é 77% sensível e 100% específico para detectar um acréscimo de 15% no débito cardíaco após uma expansão volêmica. O estudo inclui pacientes na unidade de terapia intensiva (UTI) com choque, em respiração espontânea, com ou sem ventilação mecânica.

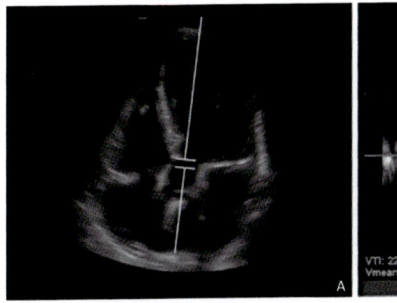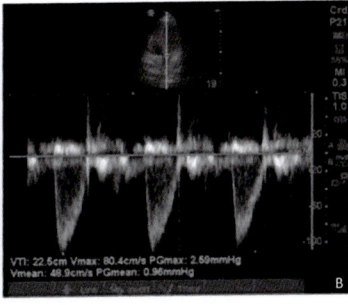

■ Figura 5.4 – Mensuração da integral velocidade-tempo (VTI). (A) Janela apical cinco câmaras demonstrando o posicionamento do Doppler para a medida do fluxo sanguíneo aórtico. (B) Traçado Doppler – espectral do fluxo sanguíneo aórtico. A área sob a curva é o VTI.

Fonte: Adaptada de Mackenzie DC, Noble VE, 2014.

Lamia et al. conduziram estudo com pacientes em falência circulatória e respiração espontânea. Eles identificaram que um aumento de 12% no VS após a elevação passiva dos membros inferiores apresenta 69% de sensibilidade e 89% de especificidade para uma resposta à infusão de 500 mL de cristaloides. A área sob a curva correspondente foi de 0,9.

→ Sobrecarga de volume

Ultrassonografia pulmonar

A ultrassonografia pulmonar à beira-leito pode detectar água extravascular nos pulmões antes mesmo da radiografia de tórax.

Em condições normais, o tecido pulmonar não é visualizado à ultrassonografia. Em seu lugar, é visualizada uma linha pleural brilhante seguida por artefatos horizontais equidistantes denominados "linhas A". Linhas B, artefatos hiperecoicos verticais, ocorrem quando há redução no conteúdo aerado do pulmão devido ao espessamento intersticial – tipicamente causado por fluidos. A quantidade de linhas B se correlaciona com o grau de perda de aeração pulmonar, muito correlacionada a edema/congestão pulmonar (Figura 5.5).

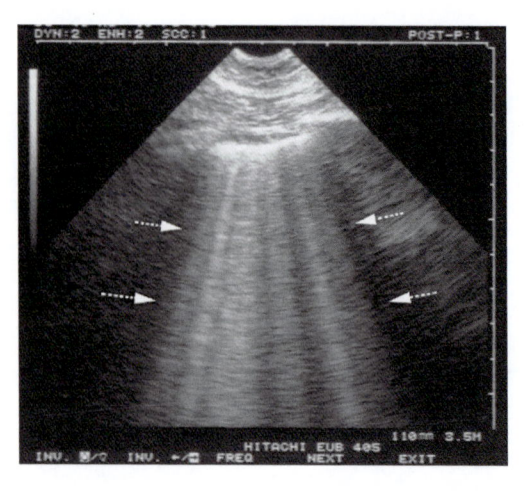

■ Figura 5.5 – Linhas B (seta).

Fonte: Acervo pessoal dos autores.

Deve-se ter cautela na análise, uma vez que linhas B não são específicas de edema agudo pulmonar cardiogênico e podem também ser visualizadas em outras condições, como síndrome do desconforto respiratório agudo, fibrose pulmonar, contusão e pneumonia.

VExUS

Um protocolo para quantificar congestão venosa sistêmica, denominado *Venous Excess Ultrasound* (VExUS), foi recentemente validado para pacientes submetidos a cirurgias cardíacas e vem ganhando rápida aceitação em diferentes cenários como insuficiência cardíaca e enfermidades críticas.

De forma resumida, o VExUS envolve a análise dos padrões de fluxo nas veias hepática e porta e do parênquima renal, graduando um escore com base na gravidade da alteração desse fluxo.

Nem o VExUS nem a análise da VCI conseguem diferenciar sobrecarga de volume de sobrecarga pressórica (p. ex., hipertensão pulmonar). Assim, os achados devem ser interpretados à luz do contexto clínico. No entanto, seja qual for a causa, um escore alto indicará congestão de tecidual.

Avaliação da veia cava inferior

O diâmetro normal da VCI é < 2,1 cm. É pouco provável que haja congestão venosa sistêmica com uma VCI não dilatada. A análise deverá ser realizada aproximadamente 2 cm abaixo da junção atriocaval.

Avaliação das veias hepáticas

Existem três veias hepáticas principais – direita, mediana e esquerda – que dividem os segmentos e lobos hepáticos. A forma normal da onda da veia hepática tem uma pequena onda retrógrada – onda A – devido à contração atrial, e duas ondas anterógradas durante a sístole – onda S – e diástole – onda D. Normalmente, a onda S é maior que a onda D. Com a elevação da pressão do átrio direito, a onda S torna-se menor, até que, com elevações significativas, ela se torna reversa.

Avaliação das veias renais

O rim é avaliado na linha axilar mediolateral, no 10º espaço intercostal. Nessa posição, a maior parte das veias renais se apresenta azul ao Doppler.

Reduzir a amostragem para < 10 a 15 cm e aumentar o ganho auxilia na visualização. As veias interlobares devem ser avaliadas, e não as hilares e periféricas, que podem superestimar ou subestimar a velocidade do fluxo.

Para o Doppler das veias renais, um padrão descontínuo com uma fase sistólica e uma diastólica foi considerado leve, enquanto um padrão com apenas uma fase diastólica foi considerado grave.

Avaliando a veia porta

A janela subxifoidea ou trans-hepática pode ser utilizada para análise da veia porta. Na ausência de congestão sistêmica, o fluxo se mostra com ausência ou mínima variação (monofásico) – que pode ser visto tanto no color Doppler como no PWD (Figura 5.6).

Em casos de congestão venosa sistêmica, variações pressóricas no átrio direito durante o ciclo cardíaco podem ser transmitidas para a veia porta levando à pulsatilidade portal.

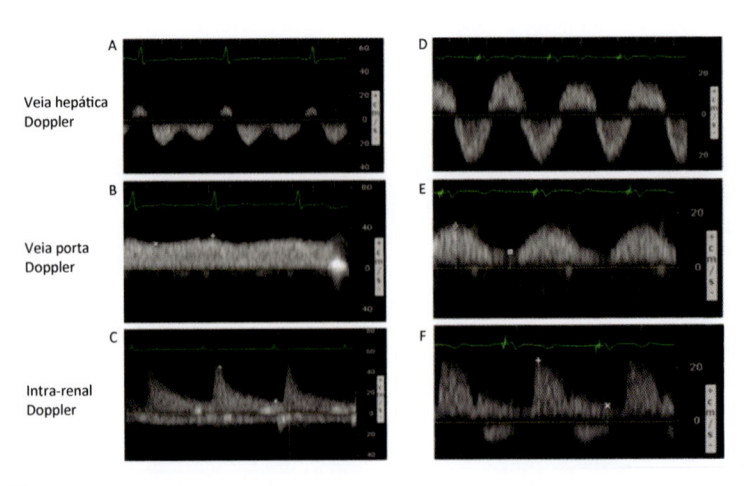

■ Figura 5.6 – Avaliação do padrão de fluxo nas veias hepáticas a partir do Doppler pulsátil. Avaliação do padrão de fluxo na veia porta. Avaliação do padrão de fluxo na veia porta a partir do PWD.

Fonte: Acervo pessoal dos autores.

O escore

O grau 0 se refere a uma VCI < 2 cm e indica ausência de congestão; rau I, congestão leve: VCI > 2 cm com qualquer combinação de padrão normal ou levemente anormal das ondas ao Doppler; grau II, VCI > 2 cm com ao menos um padrão grave de onda; grau III, VCI > 2 cm com dois ou mais padrões graves de onda.

→ Conclusão

O manejo cuidadoso do *status* volêmico e da administração de fluidos é um determinante nos desfechos do paciente crítico. Fluidorresponsividade não pode ser prevista com base no exame clínico.

O ultrassom parece uma ferramenta útil para avaliação da volemia corpórea. Dados de relatórios publicados e observações clínicas provam que um exame rápido e não invasivo de ultrassom facilita a avaliação do volume intravascular e os seus resultados se correlacionam com outros métodos, incluindo aqueles invasivos.

BIBLIOGRAFIA

5. Ashley M, Justin M. Predicting and measuring fluid responsiveness with echocardiography. Echo Res Pract. 2016;3(2):G1-12.

6. Barbier C, Loubières Y, Schmit C, Hayon J, Ricôme JL, Jardin F, et al. Respiratory changes in inferior vena cava diameter are helpful in predicting fluid responsiveness in ventilated septic patients. Intensive Care Med. 2004;30(9):1740-6.

7. Blehar DJ, Resop D, Chin B, Dayno M, Gaspari R. Inferior vena cava displacement during respirophasic ultrasound imaging. Crit Ultrasound J. 2012;4(1):18.

8. Chiu L, Jairam MP, Chow R, Chiu N, Shen M, Alhassan A, et al. Meta-analysis of point-of-care lung ultrasonography versus chest radiography in adults with symptoms of acute decompensated heart failure. Am J Cardiol. 2022;174:89-95.

9. Denault AY, Beaubien-Souligny W, Elmi-Sarabi M, Eljaiek R, El-Hamamsy I, Lamarche Y, et al. Clinical significance of portal hypertension diagnosed with bedside ultrasound after cardiac surgery. Anesth Analg. 2017;124(4):1109-15.

10. Dinh VA, Ko HS, Rao R, Bansal RC, Smith DD, Kim TE, et al. Measuring cardiac index with a focused cardiac ultrasound examination in the ED. Am J Emerg Med. 2012;30(9):1845-51.

11. Donadio C, Bozzoli L, Colombini E, Pisanu G, Ricchiuti G, Picano E, et al. Effective and timely evaluation of pulmonary congestion. Medicine. 2015;94(6):e473.

12. Feissel M, Michard F, Faller JP, Teboul JL. The respiratory variation in inferior vena cava diameter as a guide to fluid therapy. Intensive Care Med. 2004;30(9):1834-7.

13. Guérin L, Teboul JL, Persichini R, Dres M, Richard C, Monnet X. Effects of passive leg raising and volume expansion on mean systemic pressure and venous return in shock in humans. Crit Care. 2015;19(1):411.

14. Ikeda Y, Ishii S, Yazaki M, Fujita T, Iida Y, Kaida T, et al. Portal congestion and intestinal edema in hospitalized patients with heart failure. Heart Vessels. 2018;33(7):740-51.

15. Koratala A, Ronco C, Kazory A. Diagnosis of fluid overload: from conventional to contemporary concepts. Cardiorenal Med. 2022;12(4):141-54.

16. Beaubien-Souligny W, Rola P, Haycock K, Bouchard J, Lamarche Y, Spiegel R, et al. Quantifying systemic congestion with Point-Of-Care ultrasound: development of the venous excess ultrasound grading system. Ultrasound J. 2020;12(1):16.

17. Lamia B, Ochagavia A, Monnet X, Chemla D, Richard C, Teboul JL. Echocardiographic prediction of volume responsiveness in critically ill patients with spontaneously breathing activity. Intensive Care Med. 2007;33(7):1125-32.

18. Mackenzie DC, Noble VE. Assessing volume status and fluid responsiveness in the emergency department. Clin Exp Emerg Med. 2014;1(2):67-77.

19. Micek ST, McEvoy C, McKenzie M, Hampton N, Doherty JA, Kollef MH. Fluid balance and cardiac function in septic shock as predictors of hospital mortality. Crit Care. 2013;17(5):R246.

20. Mok KL. Make it SIMPLE: enhanced shock management by focused cardiac ultrasound. J Intensive Care. 2016;4(1):51.

21. Monnet X, Julien F, Ait-Hamou N, Lequoy M, Gosset C, Jozwiak M, et al. Lactate and venoarterial carbon dioxide difference/arterial-venous oxygen difference ratio, but not central venous oxygen saturation, predict increase in oxygen consumption in fluid responders. Crit Care Med. 2013;41(6):1412-20.

22. Monnet X, Teboul JL. My patient has received fluid. How to assess its efficacy and side effects? Ann Intensive Care. 2018;8(1):54.

23. Nagdev AD, Merchant RC, Tirado-Gonzalez A, Sisson CA, Murphy MC. Emergency department bedside ultrasonographic measurement of the caval index for noninvasive determination of low central venous pressure. Ann Emerg Med. 2010;55(3):290-5.

24. Noble VE, Murray AF, Capp R, Sylvia-Reardon MH, Steele DJR, Liteplo A. Ultrasound assessment for extravascular lung water in patients undergoing hemodialysis. Chest. 2009;135(6):1433-9.

25. Osman D, Ridel C, Ray P, Monnet X, Anguel N, Richard C, et al. Cardiac filling pressures are not appropriate to predict hemodynamic response to volume challenge. Crit Care Med. 2007;35(1):64-8.

26. Piotrkowski J, Buda N, Januszko-Giergielewicz B, Kosiak W. Use of bedside ultrasound to assess fluid status: a literature review. Pol Arch Intern Med. 2019;129(10):692-9.

27. Prekker ME, Scott NL, Hart D, Sprenkle MD, Leatherman JW. Point-of-Care ultrasound to estimate central venous pressure. Crit Care Med. 2013;41(3):833-41.

28. Reisinger N, Koratala A. Quantitative lung ultrasonography for the nephrologist: applications in dialysis and heart failure. Kidney360. 2022;3(1):176-84.

29. Ronco JJ, Fenwick JC, Wiggs BR, Phang PT, Russell JA, Tweeddale MG. Oxygen consumption is independent of increases in oxygen delivery by dobutamine in septic patients who have normal or increased plasma lactate. American Review of Respiratory Disease. 1993;147(1):25-31.

30. Soliman-Aboumarie H, Denault AY. How to assess systemic venous congestion with point of care ultrasound. Eur Heart J Cardiovasc Imaging. 2022 Dec 5;

31. Tavernier B, Makhotine O, Lebuffe G, Dupont J, Scherpereel P. Systolic pressure variation as a guide to fluid therapy in patients with sepsis-induced hypotension. Anesthesiology. 1998;89(6):1313-21.

32. Wang CH, Hsieh WH, Chou HC, Huang YS, Shen JH, Yeo YH, et al. Liberal versus restricted fluid resuscitation strategies in trauma patients. Crit Care Med. 2014;42(4):954-61.

33. Wharton G, Steeds R, Allen J, Phillips H, Jones R, Kanagala P, et al. A minimum dataset for a standard adult transthoracic echocardiogram: a guideline protocol from the British Society of Echocardiography. Echo Res Pract. 2015;2(1):G9-24.

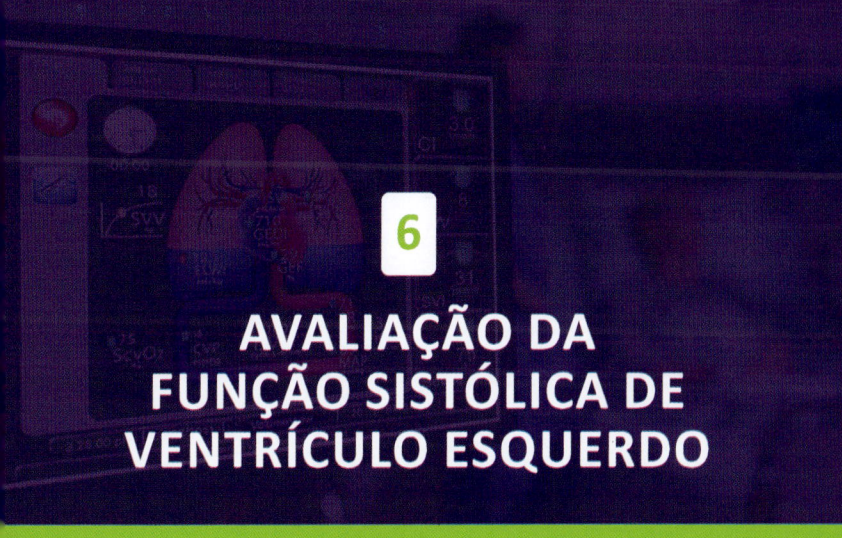

AVALIAÇÃO DA FUNÇÃO SISTÓLICA DE VENTRÍCULO ESQUERDO

Uri Adrian Prync Flato ▪ Carolina de Moraes Pellegrino ▪ Vitor Benincá

A incorporação da ultrassonografia (USG) à beira do leito pode auxiliar nos diagnósticos diferenciais e na tomada de decisão e é considerada uma ferramenta importante na avaliação clínica e monitorização contínua do doente. A realização da ultrassonografia cardíaca focada (FOCUS) ou, mais recentemente, denominada *Critical Care Echo*, possibilita avaliar a função sistólica do ventrículo esquerdo (VE) de forma qualitativa e quantitativa. Utilizam-se perguntas objetivas com respostas binárias baseadas na avaliação clínica inicial. Identificam-se estruturas cardíacas, diâmetros e função (qualitativamente ou quantitativa).

As medidas das câmaras cardíacas, sejam obtidas no modo bidimensional, sejam no modo M, devem ser escaneadas de forma perpendicular à estrutura a ser avaliada, no intuito de se evitarem erros de mensuração devido ao posicionamento de insonação (Figura 6.1).

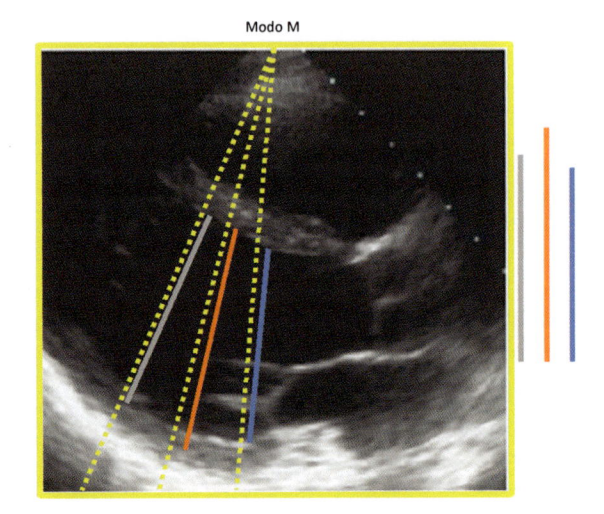

Modo M

◼ Figura 6.1 – Posicionamento de transdutor em três eixos distintos ocasionando erro de mensuração de diâmetros de cavidades ventriculares cardíacas no modo M.

Fonte: Acervo pessoal dos autores.

Para avaliação das dimensões (e também das funções) das câmaras cardíacas, utilizam-se o maior diâmetro diastólico e o menor diâmetro sistólico (Figura 6.2).

Caso seja necessário realizar mensurações mais objetivas das câmaras, a Tabela 6.1, a seguir, dispõe sobre os valores de referência:

◼ Tabela 6.1 – Medidas das estruturas cardíacas

Parâmetros	Valor de referência (ASE 2015)
Espessura do septo interventricular (diástole)	6 mm a 10 mm
Diâmetro AP esquerdo (AE)	30 mm a 40 mm
Diâmetro AP direito (AD)	32 mm a 44 mm
Diâmetro diastólico do ventrículo esquerdo (VE)	42 mm a 58 mm
Diâmetro diastólico basal do ventrículo direito (VD)	25 mm a 41 mm

Fonte: Adaptada de Lang, *et al.*, 2015.

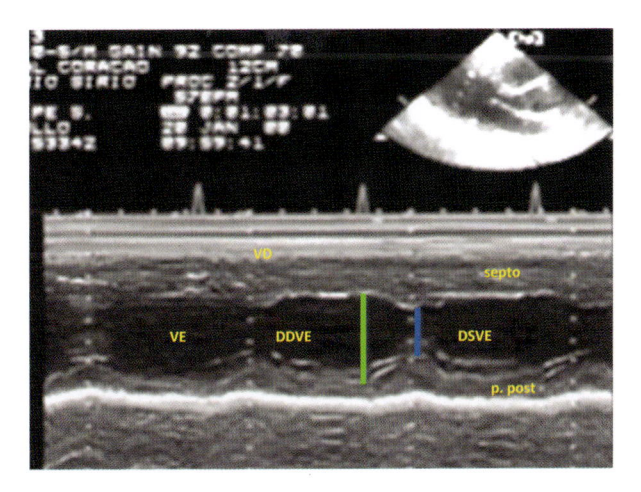

■ Figura 6.2 – Modo M cavidades ventriculares cardíacas obtidas por meio de janela paraesternal longitudinal.

VD: ventrículo direito; VE: ventrículo esquerdo; DDVE: diâmetro diastólico do ventrículo esquerdo; DSVE: diâmetro sistólico do ventrículo esquerdo; PP: parede posterior.

Fonte: Acervo pessoal dos autores.

A avaliação qualitativa da função sistólica de VE pode ser realizada por meio do método do **eyeballing** *(estimativa subjetiva)* para determinar a função de VE em normal ou reduzida.

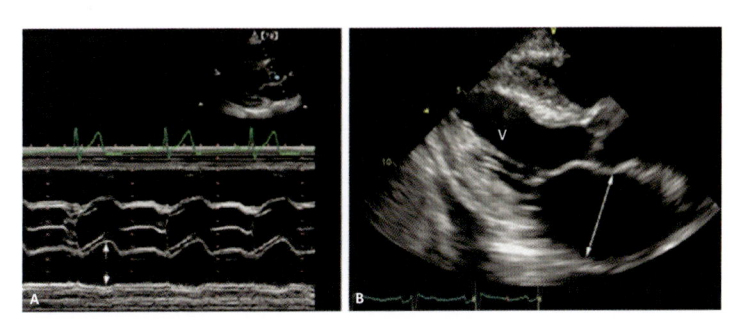

■ Figura 6.3 – Medidas do átrio esquerdo (AE) na paraesternal, eixo longo, nos modos M e B.

Fonte: Acervo pessoal dos autores.

Um profissional devidamente treinado, obtendo janelas ecocardiográficas adequadas, pode fazer uma avaliação subjetiva para identificar desproporções extremas entre as dimensões das cavidades, classificando-as em normais ou dilatadas.

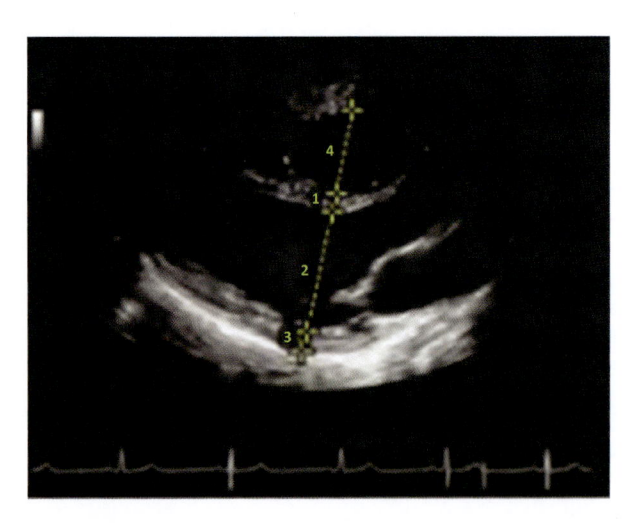

■ Figura 6.4 – Diâmetros ventriculares esquerdos e direitos durante a sístole na janela paraesternal, longitudinal.

Fonte: Acervo pessoal dos autores.

Mais do que medidas quantitativas de área, volume ou diâmetro, a ecocardiografia *point of care* visa uma avaliação qualitativa para tomada de decisões em um paciente crítico. Logo, atentar para a relação entre VD/VE, bem como a desvio e movimentação paradoxal do septo.

→ Avaliação da função ventricular

Avaliação da função sistólica do VE

Por meio de uma avaliação qualitativa, é possível estimar a função sistólica global e classificá-la em normal, reduzida ou hiperdinamica.

→ Realizar a análise visual em pelos menos dois planos ortogonais dos três sugeridos (contração radial, circunferencial e longitudinal).

→ Avaliar a movimentação e o espessamento do septo e das paredes durante a sístole.

→ Avaliar a movimentação do folheto da válvula mitral em direção ao septo.

■ Quadro 6.1 – Principais erros ao avaliar a função sistólica de VE.

Janela	Superestimam a função	Subestimam a função
PEL	• Movimento atípico do septo, septo sigmoide, janela fora do plano, eixo oblíquo, cardiomiopatia hipertrófica	• Discinesia, estenose mitral, insuficiência aórtica grave, miocardiopatia dilatada
PEC	• Altura da janela inadequada	• Altura da janela inadequada
A4C/SC	• Janela fora do plano	• Janela fora do plano, discinesias
TODAS	• Inexperiência do examinador, janela inadequada, redução de pós-carga	• Inexperiência do examinador, janela inadequada, taquiarritmia

Fonte: Acervo pessoal dos autores.

A correta avaliação da FEVE demanda uma imagem adequada e também o *status* hemodinâmico atual. Portanto, reforçando o conceito já exposto, um valor numérico obtido na avaliação de emergência pode sofrer modificações relacionados a intervenções como o início de dobutamina. Essa avaliação da FEVE estimada visualmente, conhecida por **eyeballing**, nas mãos de um profissional treinado, tem alta concordância da fração de ejeção (FE) medida quantitativamente (podendo chegar a 95% de concordância segundo alguns autores).

→ Um VE de tamanho reduzido e hiperdinâmico, por exemplo, fala a favor de hipovolemia (choque hipovolêmico) ou redução importante de pós-carga (choque séptico).

→ Na janela paraesternal eixo longo, um diâmetro diastólico final de VE (DDFVE) < 3,5 cm sugere hipovolemia, enquanto um DDFVE > 5,5 cm sugere dilatado.

→ Hipertrofia de VE (> 12 mm na diástole), associada à dilatação de átrio esquerdo, sugere disfunção diastólica de VE.

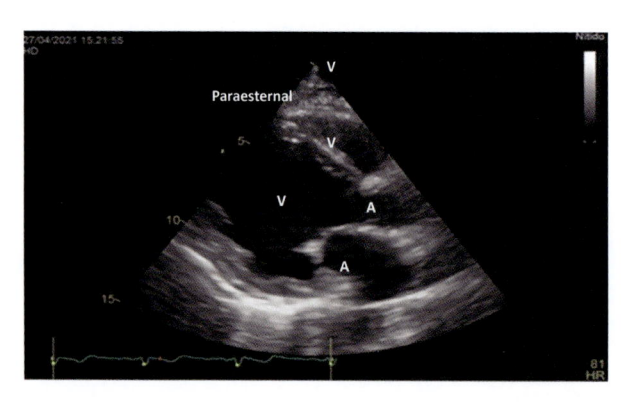

■ Figura 6.5 – Dilatação importante de VE na paraesternal eixo longo.

Fonte: Acervo pessoal dos autores.

→ Excursão sistólica do ânulo lateral da valva mitral

→ Excursão sistólica do ânulo lateral da valva mitral (MAPSE, do inglês *mitral annular plane systolic excursion*) (Figura 6.6);

→ Modo M, janela apical quatro câmaras, cursor posicionado ao longo do anel mitral lateral e septal obtendo-se valor médio;

→ A magnitude do movimento do anel mitral é proporcional à extensão do encur- tamento ventricular sistólico;

→ Valores > 12 mm indicam com especificidade de 87% e sensibilidade de 90% a 92% uma FE ≥ 55%;

→ Valores < 8 mm indicam FEVE < 0,50 com uma especificidade de 82% e sensi- bilidade de 98%.

Limitações para interpretação dos valores

→ Alterações da contratilidade segmentar;

→ Hipertrofia ventricular;

→ Calcificação em anel mitral;

→ Fibrilação atrial.

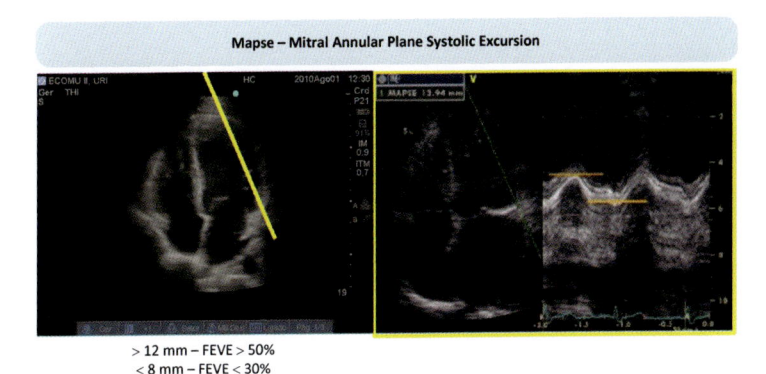

> 12 mm – FEVE > 50%
< 8 mm – FEVE < 30%

■ Figura 6.6 – Modo M com posicionamento do cursor na porção lateral do ânnulo mitral. Representação da medida do MAPSE no modo M.

Fonte: Acervo pessoal dos autores.

→ EPSS/Distância E-Septo

→ Modo M na janela paraesternal eixo longo;

→ Na disfunção sistólica, com aumento do VE e redução do fluxo pela mitral, ocorre aumento da distância entre o ponto E (máxima abertura do folheto anterior durante a fase rápida de enchimento) e o septo interventricular;

→ Valor normal < 7 mm;

→ Se valores > 20 mm sugere FEVE < 30% com alta sensibilidade.

Limitações para interpretação dos valores

→ Valvulopatias: estenose mitral, insuficiência aórtica, arritmias, hipertrofia septal ou do septo sigmoide.

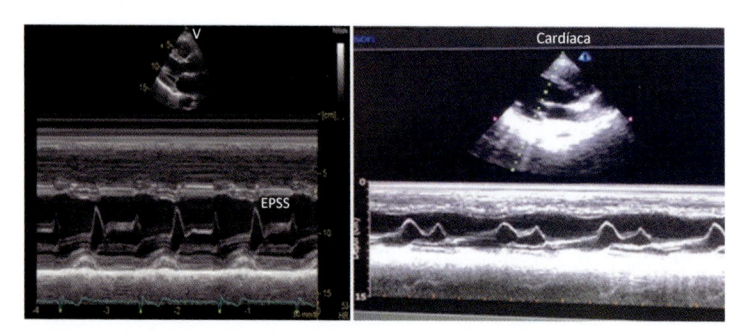

■ Figura 6.7 – Correto posicionamento do cursor no eixo paraesternal eixo longo e medida do EPSS no modo M.

Fonte: Acervo pessoal dos autores.

➡ Avaliação quantitativa da fração de ejeção (FE) pelo modo M método de Teichholz

Vários trabalhos já demonstraram a acurácia do eco POC em avaliar a FE de forma qualitativa (*eyeballing*) no paciente crítico, sendo comparável à avaliação quantitativa (método de Simpson ou método de Teichholz).

→ Medida do diâmetro diastólico e sistólico finais;

→ Modo M ou B, janela paraesternal eixo longo ou paraesternal eixo curto;

→ Cursor posicionado no eixo transversal verdadeiro do VE (na transição entre o primeiro terço proximal e médio do septo no nível das cordoalhas mitrais);

→ Atenção: o correto posicionamento perpendicular com a parede ventricular é fundamental para evitar erros de diâmetro e uma medida falsa da FEVE;

→ Cálculo da FE (normal > 0,55).

Fração de encurtamento = DDF – DSF/DDF DDF Diâmetro diastólico interno do VE DSF

→ Diâmetro sistólico interno do VE

Com a medida dos diâmetros e da fração de encurtamento do VE, pode-se utilizar o "preset" de cálculos no equipamento para que este faça cálculo de conversão para volume e forneça a FE (Figura 6.8).

→ FE = VDFVE – VSFVE/VDFVE

→ VDFVE = Vol. diastólico final do VE VSFVE = Vol. sistólico final do VE

→ Esse método pode sofrer grande influência de alterações segmentares, logo, sua interpretação deve ser cautelosa.

→ A função ventricular esquerda pode ser classificada conforme FE:

→ FE de ≥ 55 normal;

→ FE de 40% a 55% disfunção leve;

→ FE de 30% a 40% disfunção moderada;

→ FE < 30% disfunção grave.

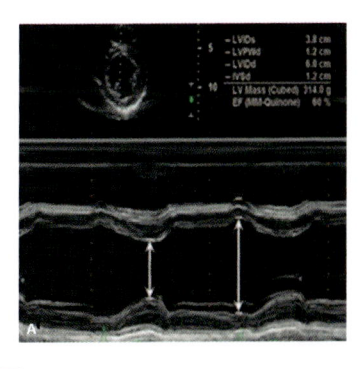 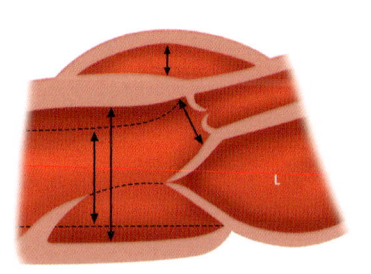

🔳 Figura 6.8 – Medida dos diâmetros ventriculares no modo M (A) e desenho representando a medida no bidimensional para cálculos da FEVE (B).

Fonte: Acervo pessoal dos autores.

→ **Conclusão**

A avaliação da função sistólica do VE auxilia no diagnóstico, prognóstico e monitoramento do paciente crítico, auxiliando a tomada de decisão do intensivista e emergencista. A avaliação da função global por métodos qualitativos e quantitativos devem ser complementares, visto que a presença de particularidades como alterações valvares e segmentares miocárdicas podem corroborar a interpretações ambíguas e condutas inapropriadas.

BIBLIOGRAFIA

1. Garcia MJ, Ares MA, Asher C, et al. An index of early left ventricular filling that combined with pulsed Doppler peak E velocity may estimate capillary wedge pressure. J Am Coll Cardiol. 1997;29:448-54.

2. Guyton AC, Lindsey AW, Abernathy B, Richardson T. Venous return at various atrial pressures and the normal venous return curve. Am J Physiol. 1957;189:609-615.

3. Heidenreich PA. Transesophageal echocardiography (TEE) in the critical care patient. Cardiol Clin. 2000;18:789-805.

4. Hett DA, Jonas MM. Non-invasive cardiac output monitoring. Curr Anaesth & Crit Care. 2003;14:187-91.

5. Jardin F, Fourme T, Page B, et al. Persistent preload defect in severe sepsis despite fluid loading: a longitudinal echocardiographic study in patients with septic shock. Chest. 1999;116:1354-9.

6. Jardin F, Valtier B, Beauchet A, et al. Invasive monitoring combined with two-dimensional echocardiographic study in septic shock. Intensive Care Med. 1994;20:550-4.

7. Michard F, Boussat S, Chemla D, et al. Relation between respiratory changes in arterial pulse pressure and fluid responsiveness in septic patients with acute circulatory failure. Am J Respir Crit Care Med. 2000;162:134-8.

8. Nagueh SF, Kopelen HA, Middleton KJ, et al. Doppler tissue imaging: a noninvasive technique for evaluation of left ventricular relaxation and estimation of filling pressures. J Am Coll Cardiol. 1997;30:1527-33.

9. Otto CM. Echocardiographic evaluation of left and right ventricular systolic function. In Otto CM (ed.). Textbook of clinical echocardiography. 2. ed. Philadelphia: WB Saunders; 2000:120-1.

10. Stamos TD, Soble JS. The use of echocardiography in the critical care setting. Crit Care Clin. 2001;17:253-70.

11. Wiener RS, Welch HG. Trends in the use of the pulmonary artery catheter in the United States, 1993-2004. JAMA. 2007;298:423-9.

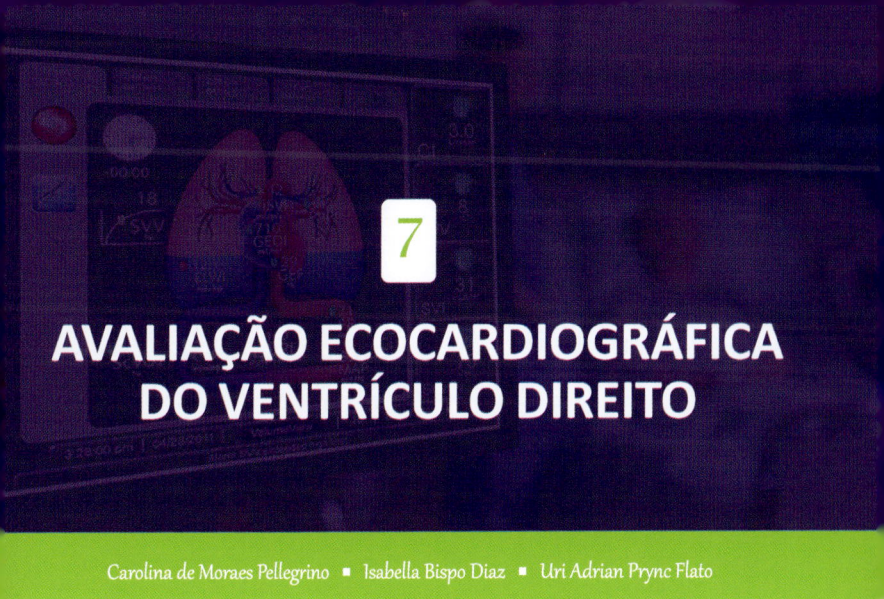

7

AVALIAÇÃO ECOCARDIOGRÁFICA DO VENTRÍCULO DIREITO

Carolina de Moraes Pellegrino ▪ Isabella Bispo Diaz ▪ Uri Adrian Prync Flato

→ Introdução

A avaliação do ventrículo direito (VD) tem um papel importante na morbidade e mortalidade de pacientes críticos, principalmente os que se apresentam com choque circulatório, hipertensão pulmonar decorrente de tromboembolismo pulmonar (TEP) e *cor pulmonale* secundário à hipoxemia grave, como ocorre em casos de síndrome do desconforto respiratório agudo (SDRA) e infarto de VD.

A ecocardiografia é essencial na avaliação do VD por permitir a avaliação em tempo real à beira do leito das dimensões, função e pressões intracardíacas, auxiliando na tomada de decisões pelo intensivista. No entanto, o VD é uma câmara geometricamente não linear, com conformação semilunar no plano frontal, composta pela via de entrada onde estão localizadas a valva tricúspide, as cordoalhas tendíneas e o músculo papilares; seguida da zona trabeculada e via de saída, onde encontra-se o infundíbulo que se assemelha à forma crescente de um cone. Devido a essas características anatômicas, sua análise pela ecocardiografia em planos unidimensionais é desafiadora e mais acurada por meio de imagens tridimensionais (ECO3D). Entretanto, o ecocardiograma bidimensional possibilita adquirir informações valiosas quando estas são analisadas de forma qualitativa e quantitativa no cuidado centrado no paciente crítico.

→ Avaliação qualitativa

Compreende a avaliação subjetiva da contratilidade global do VD, que se baseia na comparação entre as proporções do VD em relação ao ventrículo esquerdo (VE) quando este é exposto à sobrecarga pressórica e/ou volumétrica, ocorrendo a dilatação dessa câmara, além de redução de sua contratilidade, podendo ser avaliada de forma qualitativa. Para realização de avaliação subjetiva da dimensão do VD e sua relação com o VE, a janela apical de quatro câmaras, assim como na janela paraesternal eixo curto e ou subcostal, deve-se estabelecer a relação de um terço de diâmetro de VD para dois terços de diâmetro de VE. Além disso, a comparação da área diastólica final do VD (ADFVD) em relação ao VE pode ser utilizada adicionalmente.

Em situações de normalidade, a relação deve ser < 0,6; em situações de relação > 0,6 é considerada dilatação discreta de VD, mas quando a relação VD/VE é > 1 (Figura 7.1), esta sugere uma dilatação importante do VD, achado normalmente encontrado em situações de sobrecarga pressórica resultantes de hipertensão pulmonar que podem ocorrer no TEP e na SDRA grave.

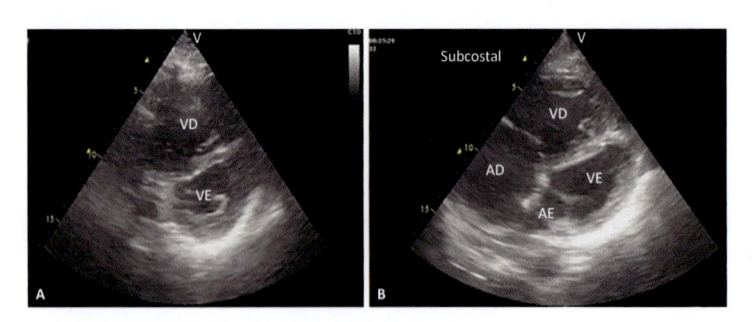

■ Figura 7.1 – (A) Dilatação do VD com pressão sobre o septo com VE visto na imagem A pelo paraesternal eixo curto; (B) pela janela subcostal.

AD: átrio direito; AE: átrio esquerdo; VD: ventrículo direito; VE: ventrículo esquerdo.

Fonte: Acervo pessoal dos autores.

O comprometimento sistólico de VD e sua dilatação surgem quando os mecanismos de adaptação do miocárdio estão exaustos, aumentando a tensão na parede de VD, o que ocasiona aumento de pressões intracardíacas e, posteriormente, dilatação de átrio direito (AD) e veia cava inferior (VCI). O ingurgitamento da VCI associa-se com aumento de pré-carga de VD, o que reduz a variabilidade da VCI e pode ser avaliado na janela subcostal. O diâmetro da VCI deve ser medido ao fim da expiração de 1 a 3 cm do AD, próximo à junção das veias hepáticas. Pode-se utilizar a variabilidade da VCI inferior como estimativa de pressão de AD na ausência de valvopatias significativas (Tabela 7.1).

■ Tabela 7.1 – Estimativa de pressão de átrio direito por meio de variabilidade de veia cava inferior.

Pressão do átrio direito em respiração espontânea			
Tamanho VCI (cm)	Índice de colabamento (%)	PAD (pressão de átrio direito)	Resposta volêmica
< 1,5 cm	100% colabado	0 a 5 mmHg	Provável
1,5 a 2,5 cm	> 50% colabado	5 a 10 mmHg	Provável
1,5 a 2,5 cm	< 50%colabado	10 a 15 mmHg	-
> 2,5 cm	< 50% colabado	15 a 20 mmHg	-
> 2,5 cm	Sem alterações	> 20 mmHg	-

$$\text{Respiração espontânea Índice Colabamento Veia Cava Inferior Estimar PAD} = \frac{\text{Diâmetro máximo VCI} - \text{Diâmetro mínimo}}{\text{Diâmetro máximo VCI}}$$

Fonte: Adaptado de Mintz, Kotler, Parry, 1981.

→ Avaliação de septo interventricular

A análise do movimento do septo interventricular revela uma estimativa global das funções dos ventrículos. Quando há sobrecarga pressórica e/ou volumétrica do VD, ocorre desvio do septo interventricular em direção ao VE. Quando existe dilatação do VD por sobrecarga volêmica, o desvio do septo interventricular ocorre durante a diástole ventricular, a melhor janela para essa avaliação é a paraesternal do eixo curto (transversal). Em pacientes com hipertensão pulmonar e dilatação importante de VD, ocorre retificação do septo que se mantém durante a sístole e a diástole ventricular, levando ao achado conhecido como "sinal em D" (Figuras 7.2 e 7.3). A quantificação da retificação do septo interventricular é mensurado pelo índice de excentricidade do VE que é dado pela relação do diâmetro anteroposterior sobre o diâmetro septo lateral do VE; em situações normais, essa relação é igual a 1, já em condições de sobrecarga esse índice torna-se > 1.

Sinal do D no eixo-curto
Apresentação de sobrecarga pressórica x volêmica no Ventrículo Direito

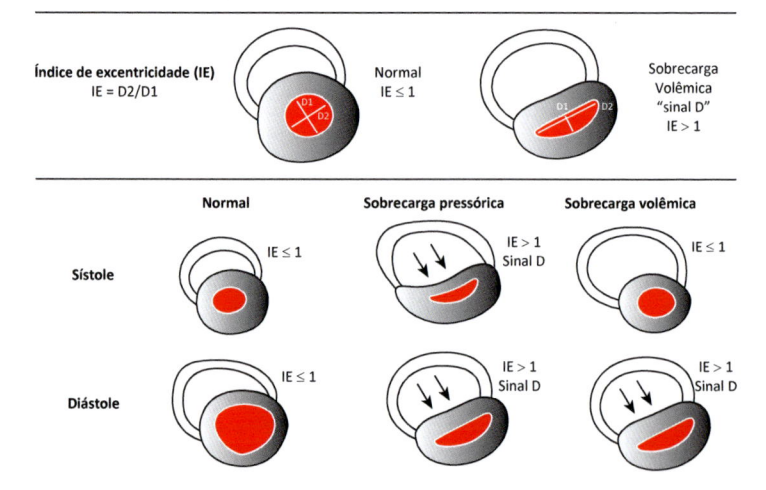

■ Figura 7.2 – Referência da relação de excentricidade e característica da sobrecarga pressórica × volêmica na sístole e diástole do VD.

Fonte: Adaptada de Rudski LG, Lai WW, Afilalo J, et al., 2010.

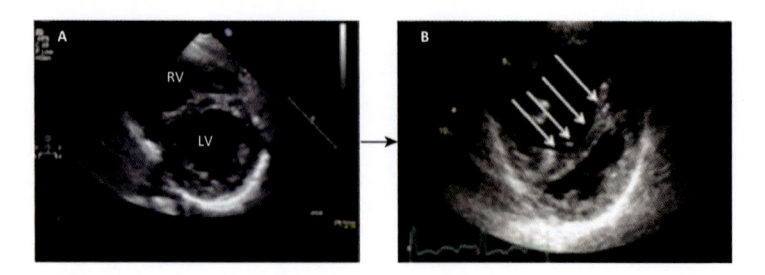

■ Figura 7.3 – Imagem A demonstra relação normal entre VD e VE. Imagem B demonstra o aumento do VD com desvio do septo interventricular em direção ao VE, levando ao sinal D.

VD: ventrículo direito; VE: ventrículo esquerdo; LV: *left ventricle* (ventrículo esquerdo); RV: *right ventricle* (ventrículo direito).

Fonte: Acervo pessoal dos autores.

→ Avaliação quantitativa de VD

Existem diversas análises quantitativas como excursão sistólica do plano do anel tricúspide (TAPSE), variação fracional da área (FAC), onda S tecidual e pressão sistólica da artéria pulmonar (PSAP) que complementam a avaliação qualitativa da função sistólica de VD. Um fator de crucial importância para essas avaliações é a aquisição de janelas com bom reconhecimento das estruturas anatômicas, pois o não reconhecimento das estruturas gera valores subestimados da porcentagem de FAC do VD, definida como:

$$\frac{(\text{área diastólica final do VD} - \text{área sistólica final do VD})}{(\text{área diastólica final do VD})} \times 100$$

sendo uma medida da função sistólica do VD que tem demonstrado boa correlação com sua fração de ejeção, avaliada por ressonância magnética cardíaca.

→ Excursão sistólica do plano do anel tricúspide (TAPSE)

A contração ventricular direita contempla contração de miócitos nos sentidos longitudinal, radial e em rotação sobre seu eixo (vértex); dessa forma, podemos avaliar a contração longitudinal por meio do deslocamento do ânulo lateral da valva tricúspide em direção ao ápice pelo modo "M". Ressaltamos que, em situações de comprometimento segmentar de VD, principalmente da sua região basal, essa medida é limitada.

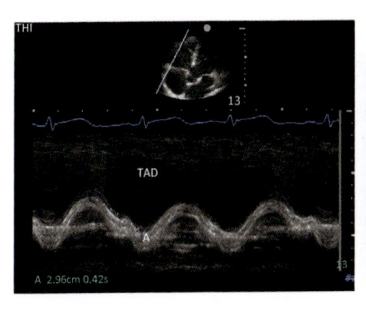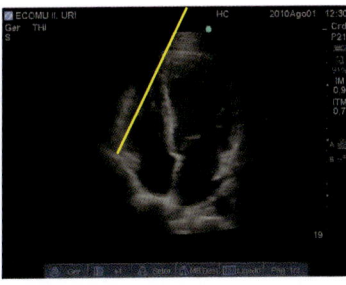

■ Figura 7.4 – Medida da excursão sistólica do plano do ânulo tricúspide (TAPSE) no modo M janela apical quatro câmaras. Valor normal > 20 mm.

Fonte: Acervo pessoal dos autores.

A mensuração do TAPSE apresenta uma forte correlação com função global de VD. Essa medida pode ser realizada na janela apical de quatro câmaras com o alinhamento do cursor do modo M no ânulo lateral da valva tricúspide. A distância entre o nadir e o vale da onda sinusoidal no modo M representa a contração longitudinal dos cardiomiócitos e deslocamento da base em direção ao ápice considerando-se valores de normalidade > 20 mm.

➡ Variação fracional da área (FAC)

A variação fracional da área do VD mensura sua função sistólica com boa correlação com a fração de ejeção avaliada por meio da ressonância magnética cardíaca. O cálculo compreende:

$$\frac{(\text{área diastólica final do VD} - \text{área sistólica final do VD})}{(\text{área diastólica final do VD})} \times 100$$

no corte apical de quatro câmaras. Essa medida inclui componente longitudinal e transversal da contração ventricular direita, tornando-se mais acurado quando avaliado como medida quantitativa isoladamente. A FAC é realizada na janela apical de quatro câmaras com angulação mais medial para melhorar a qualidade da imagem com foco em VD. A área é medida tracejando-se a borda tecidual sendocárdica do músculo compactado do anel tricúspide ao ápice, essa medida deve ser mensurada no fim da diástole (FD) e no da sístole (FS). A FAC bidimensional < 35% indica dilatação e a redução da função sistólica do VD.

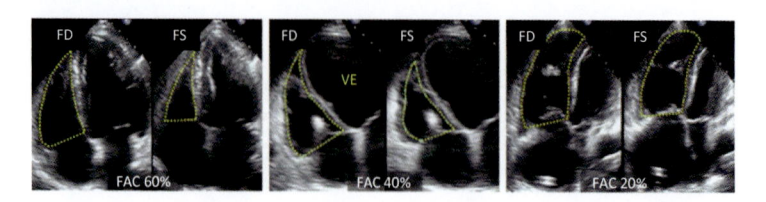

■ Figura 7.5 – Medida da variação da área fracional (FAC) com tracejado da borda subendocárdica no final da diástole (FD) e final da sístole (FS) em coração sem disfunção FAC 60% e FAC 40% e coração dilatado com disfunção FAC 20%.

VE: ventrículo esquerdo.

Fonte: Adaptada de Rudski, Lai, Afilalo, et al., 2010.

Todo o VD deve estar incluído no corte, abrangendo o ápice e a parede lateral tanto na sístole como na diástole. Notadamente, quanto melhor a contratilidade de VD, maior o valor de FAC, ao passo que quanto menor sua contração ou maior sua dilatação, menor o valor de FAC. Os baixos valores de FAC estão associados a maior mortalidade em estudos com pacientes após embolia pulmonar e infarto agudo do miocárdio. Nos pacientes com hipertensão da artéria pulmonar ou hipertensão pulmonar por TEP crônico, a FAC é o método preferível para avaliação da disfunção de VD quanda comparado com TAPSE.

→ Pressão sistólica da artéria pulmonar PSAP

Durante a sístole ventricular, observam-se a abertura da valva pulmonar e a equalização das pressões na fase telessistólica, entre o VD e a artéria pulmonar. Se não houver alterações anatômicas relacionadas à valva pulmonar, como estenoses ou insuficiências significativas, pode-se inferir que a pressão da artéria pulmonar é a resultante da velocidade de refluxo tricúspide por meio da equação de Bernoulli modificada (pressão = 4 × velocidade regurgitante tricúspideo) (Figura 7.6) somada à pressão do AD (PSAP = PAD + pressão refluxo tricúspide).

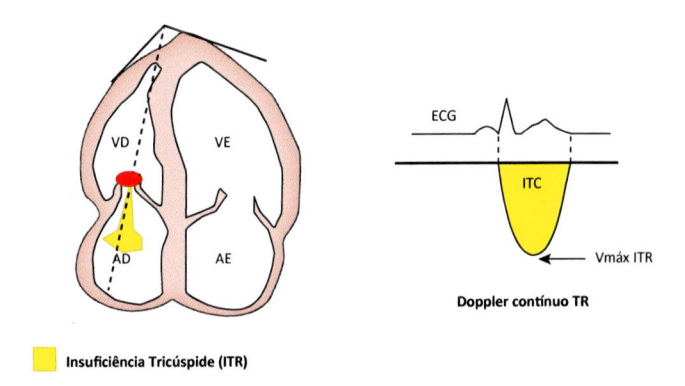

Figura 7.6 – Avaliação da pressão de artéria pulmonar utilizando regurgitação tricúspide.

Valores de normalidade de PSAP < 35 mmHg.

AD: átrio direito; AE: átrio esquerdo; ECG: eletrocardiograma; ITC: insuficiência tricúspide; VD: ventrículo direito; VE: ventrículo esquerdo.

Fonte: Acervo pessoal dos autores.

O jato regurgitante da valva tricúspide deve ser calculado na janela apical quatro câmaras por meio do Doppler contínuo. A mensuração do refluxo tricúspide estende-se ao AD à medida que a pressão de AD aumenta, esse aumento é transmitido para a VCI, resultando em redução do colapso inspiratório e consequente dilatação da VCI. É importante lembrar que pacientes sob ventilação mecânica com pressão e4xpiratória final positiva superior a 10 cm/H_2O e ou auto-PEEP podem estar associados a interações cardiopulmonares que limitam sua utilização.

➡️ Sinal de McConnell

McConnell et al. detectaram uma característica peculiar sobre a contratilidade do VD nos casos de aumento da pressão pulmonar que consiste em um menor grau de comprometimento da contratilidade apical desse ventrículo em relação aos segmentos médio e basal, com sensibilidade de 77% e especificidade de 94% para o diagnóstico de TEP.

➡️ Resumo

A avaliação de VD depende da associação de mensurações de variáveis quantitativas e qualitativas para determinação de sua função. A aquisição de imagens adequadas e o reconhecimento das variáveis como geometria, TAPSE, FAC e variáveis hemodinâmicas como PSAP auxiliam a correlação clínica e a tomada de decisão. O exame *point-of-care* de VD não exclui a necessidade de realização de exame completo de ecocardiografia por especialistas, mas sim colabora no cuidado centrado no paciente à beira-leito.

BIBLIOGRAFIA

12. Anavekar NS, Gerson D, Skali H, Kwong RY, Yucel EK, et al. Two-dimensional assessment of right ventricular function: an echocardiographic-MRI correlative study. Echocardiography. 2007;24:452-6.

13. Anavekar NS, Skali H, Bourgoun M, Ghali JK, Kober L, et al. (from the VALIANT ECHO study). Am J Cardiol. 2008;101:607-12.

14. Barros SD, Bravim BA. Ecografia em terapia intensiva e na medicina de urgência. Rio de Janeiro: Atheneu, 2019.

15. Dahhan T, Alenezi F, Samad Z, et al. Echocardiography in risk assessment of acute pulmonary embolism. Semin Respir Crit Care. 2017;38(1):18-28.

16. Hoette S, Creuzé N, Günther S, Montani D, Savale L, et al. RV fractional area change and TAPSE as predictors of severe right ventricular dysfunction in pulmonary hypertension: a CMR study. Lung. 2018;196(2):157-64. doi: 10.1007/s00408-018-0089-7. Epub 2018 Feb 12. PMID: 29435740.

17. Horton KD, Meece RW, Hill JC. Assessment of the right ventricle by echo-cardiography: a primer for cardiac sonographers. J Am Soc Echocardiogr. 2009;22:776-92.

18. Knobel E, Assuncão MSC, Corrêa TD. Monitorização hemodinâmica e estados de choque. São Paulo: Editora dos Editores, 2023:378-87.

19. Lamia B, Teboul JL, Monnet X, Richard C, Chemla D. Relationship between the tricuspid annular plane systolic excursion and right and left ventricular function in critically ill patients. Intensive Care Med. 2007;33(12):2143-9. doi: 10.1007/s00134-007-0881-y. Epub 2007 Oct 10. PMID: 17928992.

20. Lang RM, Badano LP, Mor-Avi V, et al. Recommendations for cardiac chamber quantification by echocardiography in adults: an update from the American Society of Echocardiography and the European Association of Cardiovascular Imaging. J Am Soc Echocardiogr. 2015;28(1):39-e14.

21. Mathias W Jr. Manual de ecocardiografia. 2 ed. Barueri: Manole, 2009:109-118.

22. McConnell MV, Solomon SD, Rayan ME. Regional right ventricular dysfunction detected by echocardiography in acute pulmonary embolism. Am J Cardiol 1996;78:469-73.

23. McConnell MV, Solomon SD, Rayan ME. Regional right ventricular dysfunction detected by Usefulness of right ventricular fractional area change to predict death, heart failure, and stroke following myocardial infarction echocardiography in acute pulmonary embolism. Am J Cardiol. 1996;78:469-73.

24. Mitchell C, Rahko PS, Blauwet LA, Canaday B, Finstuen JA, et al. Guidelines for performing a comprehensive transthoracic echocardiographic examination in adults: recommendations from the American Society of Echocardiography. J Am Soc Echocardiogr. 2019;32(1):1-64. doi: 10.1016/j.echo.2018.06.004.

25. Rudski LG, Lai WW, Afilalo J, Hua L, Handschumacher MD, et al. Guidelines for the echocardiographic assessment of the right heart in adults: a report from the American

Society of Echocardiography endorsed by the European Association of Echocardiography, a registered branch of the European Society of Cardiology, and the Canadian Society of Echocardiography. J Am Soc Echocardiogr. 2010;23(7):685-713; quiz 786-8. doi: 10.1016/j.echo.2010.05.010. PMID: 20620859.

26. Zhu Z, Godana D, Li A, Rodriguez B, Gu C, et al. Echocardiographic assessment of right ventricular function in experimental pulmonary hypertension. Pulm Circ. 2019;9(2):2045894019841987. doi: 10.1177/2045894019841987. PMID: 30942120; PMCID: PMC6566495.

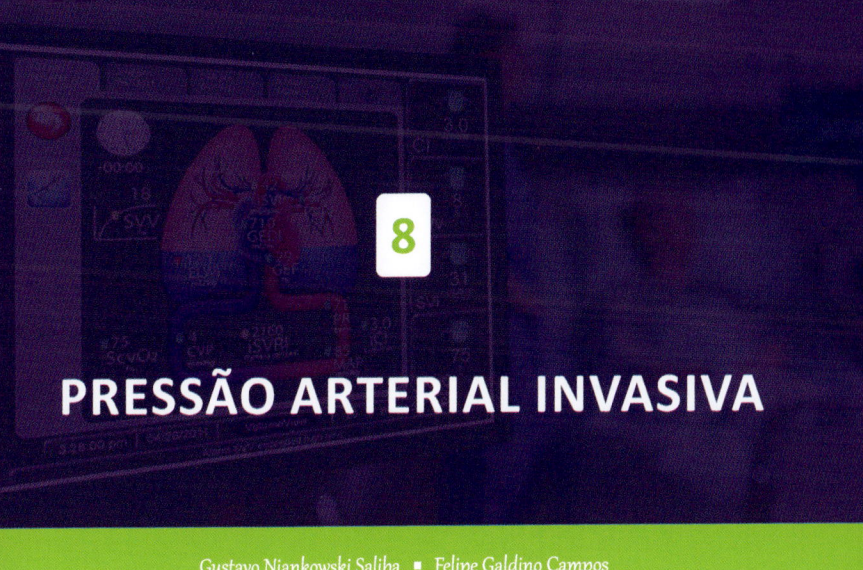

8

PRESSÃO ARTERIAL INVASIVA

Gustavo Niankowski Saliba ■ Felipe Galdino Campos

→ Introdução

No ambiente de urgência e emergência, a monitorização hemodinâmica adequada é mandatória. A pressão arterial não invasiva (Pani) é uma das mais utilizadas nas primeiras horas do paciente na admissão hospitalar. No entanto, ela tem algumas limitações no contexto da monitorização de pacientes graves. A Pani não é capaz de ofertar valores dinâmicos da pressão arterial (PA), podendo ocasionar demora no tempo de tomada de decisões médicas em pacientes que exigem tempo terapêutico estreito.[1]

A pressão arterial média (PAM) associada ao débito cardíaco é o principal determinante da perfusão tecidual. Na maioria dos choques hemodinâmicos, valores de PAM menores que 65 mmHg estão diretamente ligados ao aumento na taxa de mortalidade global devido ao atraso na perfusão de órgãos e tecidos.

O método padrão-ouro da monitorização da PA é a pressão arterial invasiva (PAI) realizada por meio da cateterização intra-arterial. A PAI tem indicações de inserção bem definidas em literatura, como monitorização do paciente crítico e como linha de coleta de exames arteriais. Não é um procedimento isento de riscos, sendo necessário conhecê-los para preveni-los ou, quando for o caso, tratá-los. Além disso, apresenta a capacidade de ofertar o valor dinâmico e variável da PA em tempo real. A PAI, mediante análise do contorno da onda de pulso, fornece dados importantes sobre monitorização hemodinâmica. Por meio das propriedades da curva, é possível predizer responsividade a volume e a mensuração do débito cardíaco, além de algumas patologias cardiovasculares.[1,2]

→ Técnica de inserção

O cateter pode ser alocado em sítios periféricos, como as artérias radial (mais comum), braquial ou pediosa dorsal, porém evita-se a artéria dorsal pediosa em pacientes diabéticos ou portadores de doença obstrutiva arterial periférica (DAOP) ou em sítios mais proximais ou centrais, como na artéria femoral e axilar. Linhas periféricas são de inserção mais fácil e apresentam menor índice de complicações graves isquêmicas e infecciosas.

Na artéria radial, é necessário checar o fluxo da circulação colateral, principalmente fazer a avaliação da patência da artéria ulnar, antes do procedimento. Qualquer parada não compensada de circulação da artéria radial poderá causar isquemia distal do membro e até amputação deste. A avaliação pode ser feita por meio do teste de Allen ou por meio da avaliação ultrassonográfica com Doppler colorido (USG Doppler).

O teste de Allen é realizado com a elevação de um dos membros superiores em punhos fechados acima do coração. Com sua mão, o examinador oclui as artérias radial e ulnar, descendo o membro ao nível abaixo do coração logo em seguida. Alivia-se, então, a pressão da artéria ulnar e mantém-se pressionada a artéria radial, verificando-se a presença de retorno espontâneo da circulação da mão em até 10 segundos por meio da coloração roseada, indicando indiretamente fluxo patente da artéria ulnar. Durante o teste, a hiperextensão das mãos deve ser desencorajada, a fim de se evitarem resultados falso-negativos.[3]

O teste de Allen é um exame de fácil e de rápida execução à beira-leito, porém gera resultados variados por ser examinador-dependente e, mesmo dando positivo, não consegue predizer com qualidade o risco de isquemia. Sendo assim, o Doppler colorido é o melhor método para a avaliação de todos os sítios anatômicos.

O risco de isquemia severa acessando-se a via axilar é baixo em virtude de boa circulação colateral da região. Há suprimento local através dos ramos do tronco tireocervical e da artéria axilar.

Na artéria femoral, o risco de isquemia é bastante baixo, porém deve-se palpar previamente os pulsos distais do membro inferior, optando-se pela análise do pulso pedioso que infere melhor a possibilidade de DAOP.

São mandatórias a palpação e a verificação da qualidade do pulso escolhido antes do procedimento, pois, caso não seja palpável, deve-se trocar de sítio ou se ajustar a hemodinâmica para melhor destreza técnica.

Técnica:

→ Monta-se o campo de trabalho com os materiais:

  → *Kit* PAI (cateter, fio-guia).

  → Luvas estéreis.

  → Campos estéreis.

  → Fio náilon 3.

  → Ultrassom e protetor ultrassonográfico estéril

→ A linha do transdutor deve estar pronta e zerada na altura do coração pelo monitor previamente ao início do procedimento.

→ Palpa-se a artéria escolhida e verifica-se a possibilidade de complicações ou de isquemia.

→ Se a artéria radial for a escolhida, coloca-se um acolchoamento infrapunho e imobiliza-se a mão, a fim de se exteriorizar e facilitar o sítio de punção radial.

→ Realiza-se antissepsia com solução degermante e alcoólica.

→ Quando o sítio escolhido for o proximal ou central, precauções de barreiras completas devem ser tomadas.

→ Colocam-se os campos estéreis e realiza-se botão anestésico sem distorcer a anatomia local.

→ Com o dedo indicador e médio da mão não dominante, palpa-se a artéria escolhida e, com a mão dominante, manipula-se a agulha e o cateter.

  → Não se recomenda a inserção da agulha posicionada entre o dedo indicador e médio, pois aumenta o risco de acidentes de trabalho.

→ A agulha é inserida de 30° a 45° em sítios periféricos e 90° se em sítios centrais.

→ Se alocada em lúmen arterial, retornará sangue de coloração avermelhada de forma pulsátil.

→ Mantém-se pressionado, com a mão não dominante, o pulso e, com a mão dominante, aloca-se o fio-guia dentro da agulha, notando-se o deslizamento intra-arterial.

→ Retira-se a agulha e mantém-se o fio-guia

→ Coloca-se o cateter de PAI e retira-se o fio-guia, por técnica conhecida como Seldinger.

→ Fixa-se o cateter na pele em local indicado por meio de suturas com fios nylon.

→ Realiza-se a colocação de curativos transparentes.

Quando possível, a utilização de USG Doppler para guiar a punção é preferível, já que existem, a respeito dessa utilização, evidências sólidas de maior sucesso no procedimento, menor número de punções e menor índice de complicações. A técnica é bastante similar a passagem de cateter por meio da palpação de pulso, porém substituem-se a localização e a punção da artéria escolhida por meio da palpação de pulso pela visualização na USG Doppler.[4]

→ Cateter e onda

Os cateteres arteriais são conectados a um sistema fechado com transdutores de pressão por meio de uma coluna de água.

Essa coluna de água geralmente é feita com soro fisiológico 0,9% estéril, evitando-se utilizar soluções que contenham cálcio, como Ringer-lactato devido ao alto risco de reatividade endotelial.

Deve-se sempre excluir a pressão atmosférica do sistema, tendo em vista que o transdutor foi criado sem esse tipo de interferência. A fim de zerar a linha arterial, coloca-se o transdutor ao nível do átrio direito na linha axilar média do 4º espaço intercostal. Em caso de paciente neurológico grave, que necessite de monitorização constante da PA para meta pressórica, é possível zerar a linhagem do transdutor na altura bulbo carotídeo. A cada 10 centímetros de diferença na altura, haverá uma redução da PA de 7,4 mmHg quando acima do nível cardíaco e um acréscimo de 7,4 mmHg se abaixo do nível cardíaco.[5]

A bolsa compressora pneumática deve ter um nível de pressão que será indicado no equipamento pneumático.

A onda da PAI é representada por uma curva por todo o processo do ciclo cardíaco. Inicia-se na ejeção do sangue do ventrículo esquerdo para a aorta (PAS) e termina com o refluxo sanguíneo durante a diástole no fechamento da valva aórtica (PAD).[5]

A força anterógrada contrátil ventricular do sangue pelas artérias se contrapõe a uma força retrógrada exercida pela ramificação da rede arteriolar e por placas ateroscleróticas. O encontro dessas duas forças se traduz no nó dicrótico, ou seja, nesse ponto de vetores diferentes, há relação entre a função cardíaca e a resistência vascular sistêmica.[6]

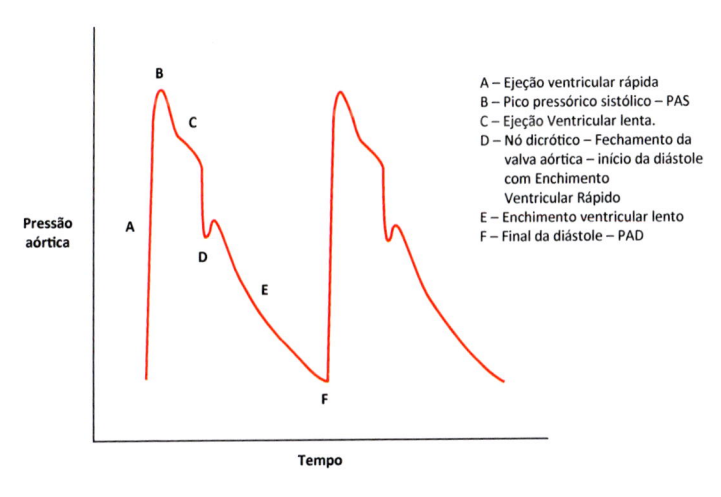

A – Ejeção ventricular rápida
B – Pico pressórico sistólico – PAS
C – Ejeção Ventricular lenta.
D – Nó dicrótico – Fechamento da valva aórtica – início da diástole com Enchimento Ventricular Rápido
E – Enchimento ventricular lento
F – Final da diástole – PAD

Figura 8.1 – Forma de onda da pressão arterial.

PAS: pressão arterial sistólica; PAD: pressão arterial diastólica.

Fonte: Acervo pessoal dos autores.

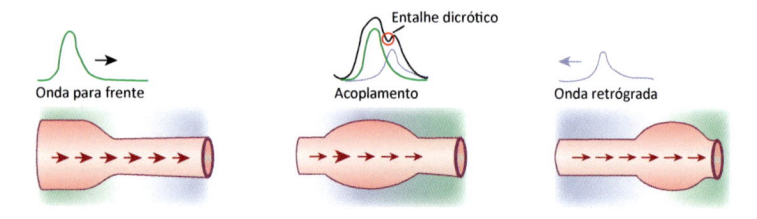

◼ Figura 8.2 – Passagem do sangue através do vaso sanguínea.

Fonte: Acervo pessoal dos autores.

Em condições que geram vasodilatação como no choque distributivo, há um nó dicrótico mais atrasado pelo ciclo cardíaco, gerando curvas de aspecto duplicado. Do contrário, quando há vasos enrijecidos ou com uma vasoconstrição intensa, observa-se uma força retrógrada mais proeminente, que gera um pico sistólico maior e um nó dicrótico mais próximo.[6]

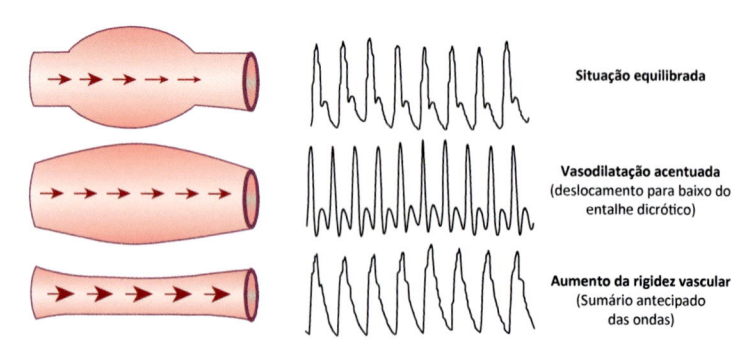

◼ Figura 8.3 – Passagem do sangue através do vaso sanguínea e como as curvas de monitorização irão se comportar.

Fonte: Acervo pessoal dos autores.

Quadros patológicos hiperdinâmicos, como febre, hipertireoidismo e anemia grave, tendem a acentuar o pico sistólico pela maior força de ejeção ventricular. O oposto ocorre em cenários de doenças que cursam com diminuição da força contrátil, gerando ondas mais arrastadas, como nas miocardiopatias ou na estenose aórtica grave.

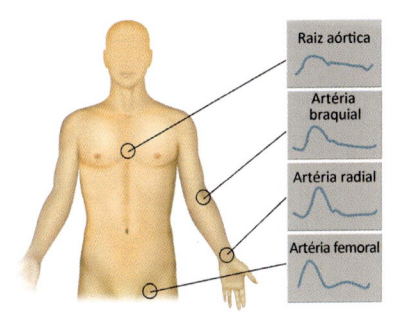

■ Figura 8.4 – Comportamento das curvas de pressão arterial em relação ao seu posicionamento no corpo.

Fonte: Acervo pessoal dos autores.

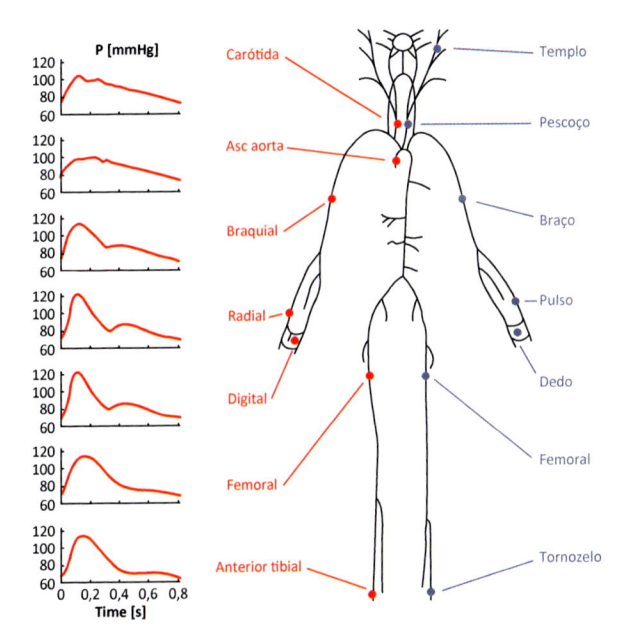

■ Figura 8.5 – Diferenças de ondas de pressão arterial, de acordo com o local de punção.

Fonte: Adaptada de Charlton PH, Harana JM, Vennin S, 2019.

Quanto mais distante da aorta a implantação do cateter, maior será o pico sistólico, menor será o vale diastólico, menos agudo, mais demorado o nó dicrótico e mais arrastado será a curva de pressão. A resultante disso será PA sistólica mais elevada e uma diferença de pressão de pulso (PP) mais acentuada. A explicação se dá pela diminuição do calibre dos vasos periféricos, pelo maior enrijecimento endotelial distal e pelo aumento do número de bifurcações de vasos estreitados, o qual gera maiores forças retrógradas à onda de pulso, amplificando a onda anterógrada da PA.

A pressão arterial sistólica na artéria radial pode ser de 10 a 35 mmHg maior que na raiz da aorta. Apesar dessas diferenças, a PAM não é alterada até a terceira ramificação arterial a partir da aorta.

→ Monitorização hemodinâmica

A PAM depende do débito cardíaco e da resistência vascular sistêmica. Essas variáveis estão diretamente relacionadas à perfusão tecidual. Quando a PAM não pode ser mensurada de forma invasiva, pode ser estimada pela fórmula: PAM = PAS/3 + 2PAD/3. Esse cálculo implica inferir que a diástole representa apenas dois terços de toda a PAM, o que ocorre exclusivamente quando o paciente mantém uma frequência cardíaca fixa de 60 bpm, cenário quase impossível dentro do ambiente de terapia intensiva.[7]

A PP é a diferença entre as pressões sistólica e diastólica.

PP = PAS − PAD

A PP é determinada pela interação entre a função cardíaca global com o sistema vascular, sendo o principal determinante do volume sistólico ejetado contra a impedância elástica da raiz da aorta. À beira-leito, a PP e a sua variação podem ser usadas para denominar o perfil hemodinâmico inicial de um paciente hipotenso.[8]

Quando o paciente apresenta a PP elevada, pode significar enrijecimento arterial, comum em idosos com hipertensão crônica. Quando diminuída (PP < 40 mmHg), pode denotar uma disfunção sistólica grave ou uma redução da pré-carga. A variação da PP pode ser útil para determinar o *status* volêmico do paciente e como uma das formas de interpretação da fluidorresponsividade.

→ Artefato de registro: Damping

O transdutor dispõe de um sistema de amortização da onda de PA para seu correto funcionamento denominado *damping*.

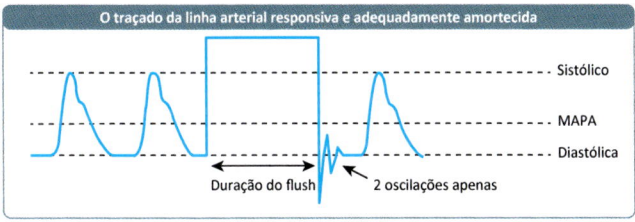

Resposta adequada: Após o flush verificarmos duas, no máximo três oscilações, que vão diminuindo proporcionalmente entre si e depois volta a dar a onda de pressão.

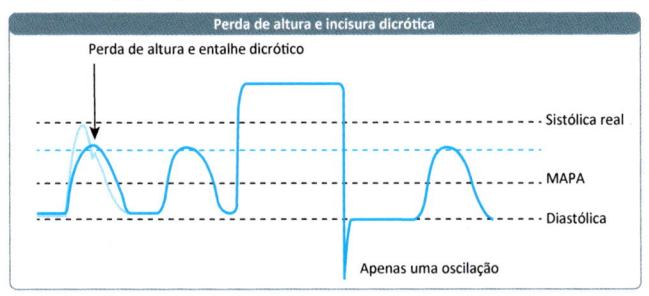

Resposta Superamortecida (overdamped): Após o flush verificamos apenas uma onda oscilatória. Isso geralmente ocorre quando temos coágulo, bolhas, tubulação com complacência elevada ou dobras na linha de pressão.

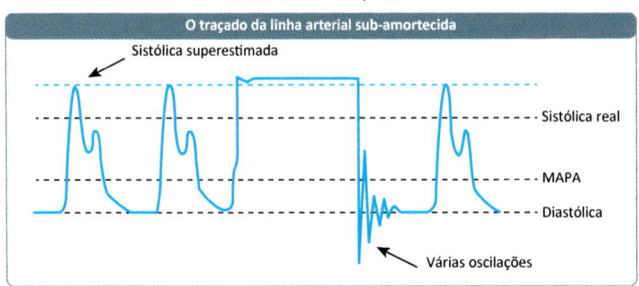

Resposta Subamortecida: Após o flush verificamos várias ondas oscilatórias, com amplitudes variáveis. Isso geralmente acontece com linhas de pressão muito longas.

■ Figura 8.6 – 1ª resposta adequada ao teste de curva de pressão. 2ª overdamped. 3ª underdamped

Fonte: Acervo pessoal dos autores.

A curva da PAI pode ser superamortecida ou subamortecida, interferindo na correta leitura. Para verificar a possibilidade das interferências, deve-se lavar a linha arterial com *flush* da coluna d'água após ter sido zerada e verificar as oscilações de onda de pulso logo após interromper a lavagem.

→ Conclusão

A monitorização hemodinâmica da PA do paciente crítico é fundamental para guiar a ressuscitação e a terapêutica dentro do ambiente de terapia intensiva.

A cateterização invasiva da PA se faz importante nesse contexto, tendo em vista que é o método avaliativo mais validado e seguro para verificar a PAM de forma dinâmica.

A inserção do transdutor de forma asséptica e a avaliação anatômica do vaso que será cateterizado se fazem imperativas diante dos riscos de iatrogenia inerentes ao procedimento.

BIBLIOGRAFIA

1. Meidert AS, Saugel B. Techniques for non-invasive monitoring of arterial blood pressure. Front Med. 2017;4:231.

2. Pour-Ghaz I, Manolukas T, Foray N, Raja J, Rawal A, et al. Accuracy of non-invasive and minimally invasive hemodynamic monitoring: where do we stand? Ann Transl Med. 2019;7(17):421.

3. Shah AH, Pancholy S, Shah S, Buch AN, Patel TM. Allen's test: does it have any significance in current practice? J Invasive Cardiol. 2015;27(5):E70-3.

4. Gu WJ, Tie HT, Liu JC, Zeng XT. Efficacy of ultrasound-guided radial artery catheterization: a systematic review and meta-analysis of randomized controlled trials. Crit Care. 2014;18(3):R93.

5. Charlton PH, Harana JM, Vennin S, Li Y, Chowienczyk P, et al. Modeling arterial pulse waves in healthy aging: a database for in silico evaluation of hemodynamics and pulse wave indexes. Am J Physiol Heart Circ Physiol. 2019;317(5):H1062-85.

6. Esper SA, Pinsky MR. Arterial waveform analysis. Best Pract Res Clin Anaesthesiol. 2014;28(4):363-80.

7. Michard F, Teboul JL. Predicting fluid responsiveness in ICU patients: a critical analysis of the evidence. Chest. 2002;121(6):2000-8.

8. Monnet X, Marik PE, Teboul JL. Prediction of fluid responsiveness: an update. Ann Intensive Care. 2016; Dec;6(1):111.

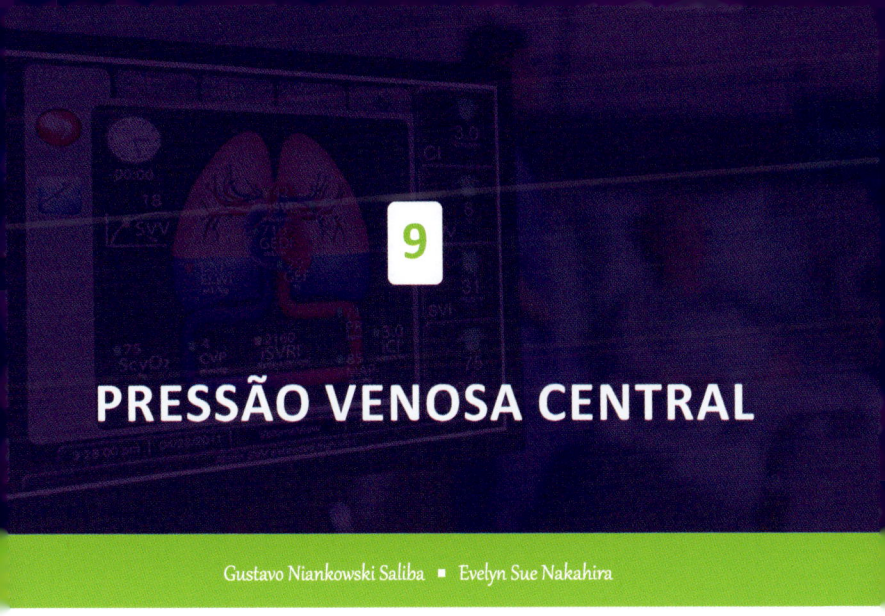

9

PRESSÃO VENOSA CENTRAL

Gustavo Niankowski Saliba ■ Evelyn Sue Nakahira

→ Introdução

O sistema cardiovascular pode ser simplificado como uma bomba, o coração, e um circuito, os vasos. Neste capítulo, será abordado o componente venoso desse sistema.

As veias são um conjunto de pequenos vasos que progressivamente tributam para mais calibrosos, tendo como função condutora recolher o sangue da periferia e levá-lo de volta para o coração. Além da função condutora, tem papel importante no armazenamento sanguíneo, mobilizando, quando necessário, volume para o coração.

Em um paciente hemodinamicamente instável, são otimizados o volume intravascular e a pré-carga com o objetivo de melhora do débito cardíaco (DC) e da perfusão tecidual. A pressão venosa central (PVC) é um parâmetro a ser avaliado nesse caso.

→ Conceito e etiologia

Pressão venosa central é aquela aferida ao término da circulação venosa, ou seja, costuma ser interpretada como a pressão no átrio direito (AD).

Como não há barreira entre o AD e as veias, alterações na pressão atrial direita refletem na pressão venosa.

A PVC é determinada pela interação entre a função cardíaca e o retorno venoso, que respondem a várias variáveis. Como diversos elementos interferem na PVC, sua análise é complexa. Prós e contras da medida da PVC são resumidos no Quadro 9.1.

■ Quadro 9.1 – Os prós e contras da pressão venosa central (PVC) para o manejo de fluidos.

	Prós	Contras
Medidas	• Fácil de medir • Poucos equipamentos necessários • Barato	• Erros nas medições • Influência da ventilação mecânica • Influência da pressão abdominal
PVC para resposta a fluidos	• Valor preditivo em valores extremos de PVC (PVC < 6 a 8 mmHg e PVC > 12 a 15 mmHg)	• O valor preditivo para a capacidade de resposta a fluidos é menor com PVC do que com índices dinâmicos
PVC como valor de segurança	• Durante um desafio de fluido, um determinado valor de PVC pode ser usado como valor de segurança	• Este valor de segurança deve ser determinado individualmente, pois não há um nível superior seguro pré-definido de PVC
PVC como valor-alvo	• Na insuficiência circulatória, essa abordagem de base populacional pode ser usada para garantir que a maioria dos pacientes atinja uma meta hemodinâmica satisfatória	• Na insuficiência circulatória, um número significativo de pacientes pode ser submetido à administração excessiva de fluidos, enquanto outros pacientes podem necessitar de administração adicional de fluidos • Em pacientes sem índices de hipoperfusão, essa abordagem não é recomendada, pois pode levar à administração desnecessária de líquidos

(Continua)

■ Quadro 9.1 – Os prós e contras da pressão venosa central (PVC) para o manejo de fluidos. (*Continuação*)

	Prós	Contras
Influência da ventilação mecânica	■ A PVC representa a contrapressão de todos os órgãos extratorácicos	■ A PVC pode não refletir a pressão intravascular durante a ventilação mecânica
A PVC pode ser usada para avaliar a resposta a fluidos	■ Um aumento na PVC indica um aumento na pré-carga ■ A ausência de alteração na PVC durante a administração de fluidos indica que foram administrados fluidos insuficientes para manipular a pré-carga	■ O aumento da PVC indica o aumento da pré-carga, mas não indica a resposta aos fluidos; nos respondedores a fluidos, o aumento da PVC deve ser mínimo (com grande aumento do DC), enquanto nos não respondedores, o aumento da PVC é maior

Fonte: Desenvolvida pela autoria.

→ Forma de medir a pressão venosa central

A PVC é medida por um cateter em veia central inserida em via axilar, subclávia, jugular interna, inominada, femoral ou braquial (essa última através de cateter central de inserção periférica). Um cuidado importante é o nível que se considera como zero (referência). Padroniza-se que a referência é na altura do AD. Dado que valores fisiológicos de PVC são baixos, quaisquer desníveis da referência levarão à alteração da mesma.

Algumas formas são descritas para determinar a referência da PVC. Uma é a altura da intersecção da linha axilar média com o 4º espaço intercostal em posição supina (Figura 9.1). Outro é o ponto vertical 5 cm abaixo do ângulo esternal, podendo ser utilizado em pacientes com decúbito até 60 graus.

Com a curva da PVC, deve-se realizar a medida na curva C, ou, se não indentificada, na base da curva A. A curva C corresponde à última pressão atrial antes da contração ventricular e, portanto, é a melhor estimativa da pré-carga cardíaca (Figura 9.2).

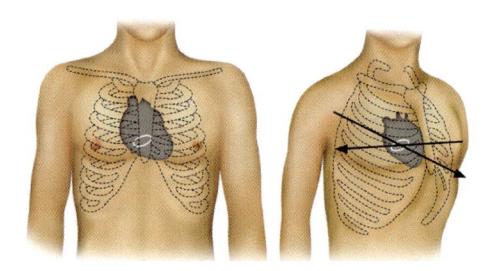

⬛ Figura 9.1 – Caixa torácica com setas marcando os pontos de referência externos da posição da valva tricúspide. O eixo flebostático é projetado para a anatomia superficial na linha média e para o 4º espaço intercostal a aproximadamente 40% do diâmetro anteroposterior.

Fonte: Acervo pessoal dos autores.

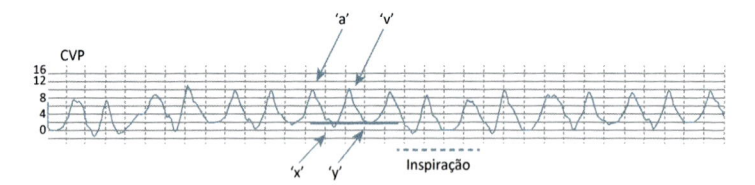

⬛ Figura 9.2 – Exemplo de traçado de pressão venosa central (PVC) com ondas "a" e "v" proeminentes. Há uma pequena onda "c" após a onda "a", seguida pela descida "x". O ponto apropriado para medição é a base da onda "c" (ou a onda "a" quando a onda "c" não pode ser vista). Neste exemplo, a diferença entre a parte inferior (a posição correta) e a parte superior é de 8 mmHg.

Fonte: Acervo pessoal dos autores.

➡ Fisiopatologia

O sistema venoso é de baixa pressão, com valores de 10 a 15 mmHg nos capilares, caindo para valores próximos a 0 mmHg em veias centrais.

O sistema venoso contém aproximadamente 70% do volume total de sangue. Além disso, é 30 vezes mais complacente do que as artérias. Por causa disso, grandes variações de volume circulante são necessárias para alterar a pressão venosa. Como as veias contêm a maior parte do sangue, são o local de reserva de sangue que serve para ajuste rápido da pressão de enchimento de câmaras cardíacas. O sistema esplâncnico e as veias cutâneas são as mais complacentes e com maior número de receptores α1- e α2- adrenérgicos, tendo grande responsividade ao estímulo adrenérgico. No entanto, a regulação da constrição venosa cutânea é dada pela temperatura. Então, as veias esplâncnicas participam mais da responsividade do volume intravascular. Não há inervação parassimpática nas veias.

A pressão em AD é regulada pelo balanço entre a quantidade de sangue que chega ao coração e o volume sanguíneo que o coração direito consegue enviar para a circulação pulmonar. A pressão em AD é de 0 mmHg, valor da atmosfera ao redor do corpo. A sua pressão se eleva com aumento do conteúdo intravascular e falha de bomba, podendo atingir 20 a 30mmHg. A redução ocorre com a redução do retorno venoso e aumento de DC, com o mínimo de-3 a-5 mmHg (pressão no interior da cavidade torácica).

→ Alterações e mecanismos específicos

A PVC é um indicador da pré-carga direita, do retorno venoso e da função ventricular direita. Como tal, as medições de PVC podem ser úteis para orientar a administração de volume. No entanto, a PVC também é afetada pelas pressões torácica, pericárdica e abdominal, o que torna sua interpretação mais complicada. Ademais, o corpo faz todo o possível para manter a homeostase; uma PVC transmural adequada é essencial para a função cardiovascular. Além disso, a PVC não se correlaciona diretamente ao volume intravascular.

Fatores que diminuem a pressão venosa central

A principal variável que tende a diminuir a PVC é a hipovolemia, quando esgotada a possibilidade de recrutamento de volume intravenoso. A segunda razão para a diminuição são a venodilatação e o sequestro sanguíneo para veias esplâncnicas. O aumento isolado na resistência venosa também pode diminuir a PVC por redução do retorno venoso.

A ventilação mecânica aumenta a pressão intratorácica, o que reduz o retorno venoso. A expansão pulmonar leva ao aumento de pressão intra--abdominal, com aumento de retorno venoso e minimização do efeito da ventilação na PVC.

Fatores que aumentam a pressão venosa central

O principal fator que aumenta a PVC intramural e transmural é a disfunção cardíaca. A hipertensão pulmonar também eleva a PVC por aumentar a sobrecarga em câmaras cardíacas.

Devido aos receptores α-adrenérgicos, as veias sofrem venoconstrição e mobiliza-se sangue para a circulação central, com aumento de PVC como resposta às catecolaminas. A venoconstrição também é desencadeada pela angiotensina, que tem ação direta em músculo liso venoso e ação indireta no terminal simpático, estimulando a liberação de norepinefrina.

A venoconstrição, ou a constrição arterial/arteriolar da vasculatura esplâncnica, ou infusão de líquido adicional, se em associação a uma diminuição da função da bomba cardíaca em relação a um aumento da demanda, levaria a um aumento na PVC. Uma PVC alta, e a PVC aumentando durante a carga de fluido, indica um problema cardíaco em vez de um problema no circuito.

→ Características da curva de PVC

O traçado ou a curva gerados pela monitorização da PVC são compostos por cinco segmentos (Figura 9.3), que expressam diferentes fases do ciclo cardíaco e podem estar correlacionados, consequentemente, com as curvas do eletrocardiograma.

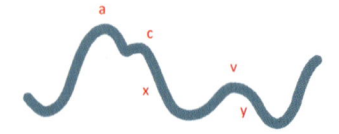

■ Figura 9.3 – Curva da PVC.

Onda a: corresponde à sístole atrial. Ocorre imediatamente antes da B1 e antes da ejeção ventricular, coincide com a onda p do ECG.
Onda c: representa o pulso carotídeo.
Descenso x (colapso x): causado pela diástole atrial. Consequente à queda da pressão pelo relaxamento do AD e à movimentação valvar tricúspide para baixo que ocorrem no relaxamento isovolumétrico ventricular.
Onda v: corresponde ao enchimento atrial. É o aumento pressórico decorrente do enchimento atrial direito na diástole atrial, com a valva tricúspide fechada. Ocorre ao fim da sístole ventricular. Localiza-se próxima de B2.
Descenso y: queda da pressão atrial pela abertura da valva tricúspide e drenagem para ventrículo direito (VD). Ocorre no momento do enchimento rápido. Diferentemente do colapso x, o colapso y é diastólico.

Fonte: Acervo pessoal dos autores.

O conhecimento a respeito desses componentes da curva da PVC é de grande valia, pois suas alterações podem inferir alterações da fisiologia do ciclo cardíaco em consequência a estados patológicos como veremos a seguir.

➡ Aplicação clínica

Em um estudo com 150 avaliações de responsividade a volume realizadas em 96 pacientes sépticos, Osman et al. observaram que a PVC basal era semelhante em respondedores e não respondedores, de modo que o valor preditivo da PVC era baixo. Isso pode ser explicado pela relação de Frank-Starling. Por meio dela, o volume sistólico aumenta com a PVC até atingir o platô. Mas há grande variação entre pessoas em relação ao formato da curva (Figura 9.4). Com isso, um valor de PVC não consegue predizer a resposta à administração de fluídos. O que podemos avaliar é que, nos valores extremos, há uma uniformidade de resposta. Pacientes com PVC abaixo de 6 a 8 mmHg costumam responder a volume. Assim como aqueles com PVC acima de 12 a 15 mmHg não são respondedores, e a administração de fluidos não deve ser realizada em pacientes com PVC elevada.

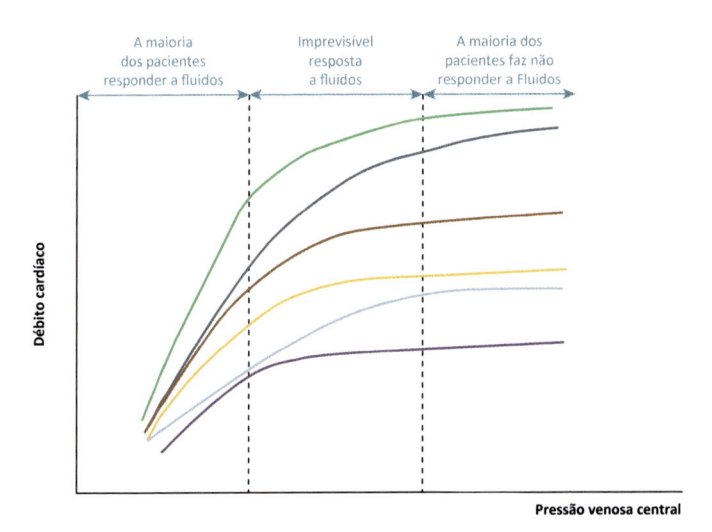

Figura 9.4 – Relação da PVC e débito cardíaco.

Fonte: Acervo pessoal dos autores.

O valor alvo de PVC é de 8 a 12 mmHg, pois a maioria dos pacientes responde a fluidos quando a PVC é menor que 8 mmHg e apenas uma minoria, quando é maior que 12 mmHg. Mas isoladamente, a PVC não é parâmetro suficiente. Durante a fluidoterapia, a elevação da PVC indica aumento da pré-carga. No entanto, há outras variáveis que influenciam no DC: frequência cardíaca; contratilidade miocárdica; e resistência à ejeção. Assim, as alterações na PVC durante a administração de volume devem ser analisadas juntamente com a variação no DC. Aumento de PVC sem aumento de DC indica baixa tolerância a fluidos, enquanto uma alteração mínima na PVC juntamente com um aumento no DC sugere responsividade a fluidos.

Uma possível aplicação da PVC na ressuscitação volêmica é utilizá-la como variável de segurança. A administração de volume visa o aumento de pressão arterial e a perfusão tecidual, mas o risco de congestão sistêmica não deve ser menosprezado. Sendo assim, a elevação de PVC está relacionada à elevação do risco de congestão. No entanto, não existe valor definido como PVC elevada ou segura. Isso decorre da variabilidade entre as curvas de resposta de DC à PVC. O limite superior deve ser definido individualmente.

A PVC não deve ser abandonada. Seu uso para orientar a ressuscitação volêmica tem limitações, mas acreditamos que, considerando-se essas limitações, a PVC ainda é um parâmetro relevante à prática clínica.

PVC também é um marcador para disfunções orgânicas. A elevação da PVC é a variável hemodinâmica que mais se associa com insuficiência renal e disfunção hepática na insuficiência cardíaca. A elevação da PVC está associada a um risco aumentado de morte. Além disso, essa ferramenta, quando apresenta valores elevados, também é o parâmetro hemodinâmico mais associado ao desenvolvimento de insuficiência renal na sepse grave.

Como descrito anteriormente, a alteração dos componentes da curva de PVC pode indicar estados patológicos. A onda a aumentada ou gigante é resultado da contração atrial vigorosa frente a uma pressão diastólica muito aumentada do ventrículo ou por causa de alguma obstrução à passagem de sangue para este. Suas principais causas são: hipertrofia do VD; hipertensão pulmonar; trombo do AD; estenose tricúspide; estenose pulmonar. A onda a em canhão ocorre quando a contração atrial coincide com a valva tricúspide fechada, ou seja, as sístoles atrial e ventricular coincidem; sua principal causa é o bloqueio atrioventricular (BAVT) – onda a em canhão intermitente. Na onda a ausente, não há contração efetiva dos átrios e sua orincipal causa é a fibrilação atrial.

O descenso x pode desaparecer na fibrilação atrial e estar diminuído na insuficiência tricúspide.

A onda v aumentada ocorre quando o AD recebe volume muito grande de sangue durante seu enchimento. Principais causas: insuficiência tricúspide; CIA.

Descenso y profundo aparece em doenças que restringem o relaxamento ventricular. Principais causas: pericardite constritiva; miocardiopatias restritivas. Colapso y diminuído é uma alteração em consequência de um enchimento ventricular reduzido, seja por obstrução valvar, como presente na estenose tricúspide, seja por uma restrição, quase total, diastólica, presente no tamponamento cardíaco ou na hipertrofia importante de VD.

Existe ainda o sinal de Lancisi, que corresponda ao descenso y abrupto e à onda v proeminente. Esse achado sugere disfunção grave do VD.

A PVC não é uma medida a ser descartada. No entanto, deve ser interpretada considerando-se a variabilidade interpessoal de sua curva. Ainda é uma variável que ajuda na reposição volêmica considerando-se seus valores extremos e em associação à medida do DC. Além da ressuscitação volêmica, há alguns cenários com aplicabilidade da PVC.

BIBLIOGRAFIA

1. Berlin DA, Bakker J. Starling curves and central venous pressure. Crit Care. 2015;19:55. doi: 10.1186/s13054-015-0776-1.

2. Damman K, van Deursen VM, Navis G, Voors AA, van Veldhuisen DJ, Hillege HL. Increased central venous pressure is associated with impaired renal function and mortality in a broad spectrum of patients with cardiovascular disease. J Am Coll Cardiol. 2009;53(7):582-8. [2023 Out. 15]. Disponível em: https://linkinghub.elsevier.com/retrieve/pii/S073510970803800X.

3. De Backer D, Vincent JL. Should we measure the central venous pressure to guide fluid management? Ten answers to 10 questions. Crit Care. 2018;22(1):43. doi: 10.1186/s13054-018-1959-3.

4. Eskesen TG, Wetterslev M, Perner A. Systematic review including re-analyses of 1148 individual data sets of central venous pressure as a predictor of fluid responsiveness. Intensive Care Med. 2016;42(3):324-32. doi: 10.1007/s00134-015-4168-4.

5. Gelman S. Venous function and central venous pressure: a physiologic story. Anesthesiology. 2008;108(4):735-48. doi: 10.1097/ALN.0b013e3181672607.

6. Magder S, Bafaqeeh F. The clinical role of central venous pressure measurements. J Intensive Care Med. 2007;22(1):44-51. doi: 10.1177/0885066606295303.

7. Magder S. Central venous pressure: a useful but not so simple measurement. Crit Care Med. [Internet]. 2006;34(8):2224-7. doi: 10.1097/01.CCM.0000227646.98423.98

8. Osman D, Ridel C, Ray P, Monnet X, Anguel N, Richard C, et al. Cardiac filling pressures are not appropriate to predict hemodynamic response to volume challenge. Crit Care Med. 2007;35(1):64-8. doi: 10.1097/01.CCM.0000249851.94101.4F.

9. Salgado HC, Fazan Junior R, Silva VJD. As veias e o retorno venoso. In: Aires MM. Fisiologia. 4.ed. Rio de Janeiro: Guanabara Koogan, 2012:523-532.

10. Sondergaard S, Parkin G, Aneman A. Central venous pressure: we need to bring clinical use into physiological context. Acta Anaesthesiol Scand. 2015;59(5):552-60. doi: 10.1111/aas.12490.

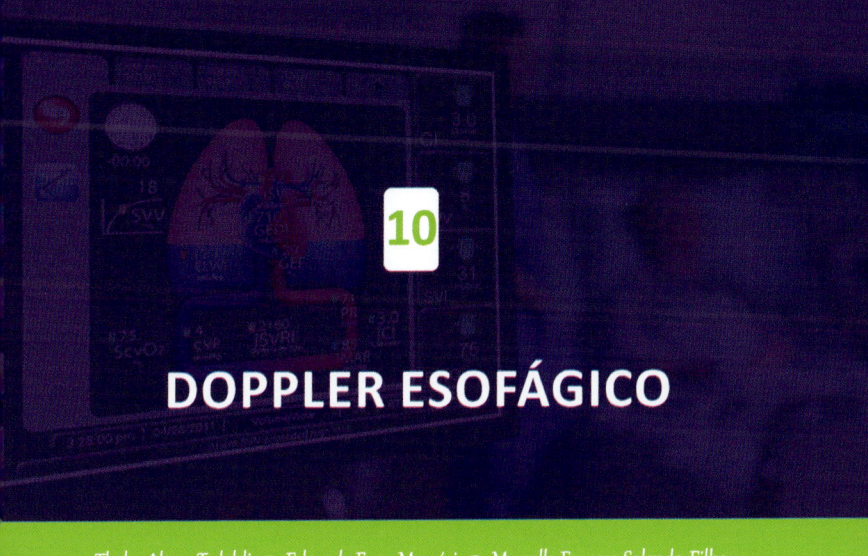

10

DOPPLER ESOFÁGICO

Thales Abreu Tedoldi ▪ Eduardo Ferro Mocsári ▪ Marcello Fonseca Salgado-Filho

→ Introdução

A ecocardiografia em conjunto com diferentes modalidades de Doppler é ferramenta diagnóstica muito útil que pode ser utilizada à beira do leito na unidade de terapia intensiva (UTI) ou na sala de cirurgia para auxiliar no diagnóstico diferencial em situações de instabilidade hemodinâmica. Os dispositivos de Doppler esofágico foram desenvolvidos com o objetivo de medir o fluxo sanguíneo na aorta descendente permitindo avaliar alguns parâmetros hemodinâmicos, como o débito cardíaco (DC), a pré-carga, a pós-carga e a contratilidade miocárdica. O Doppler esofágico é uma alternativa menos invasiva quando comparada a outros métodos de monitorização hemodinâmica, como a termodiluição por meio de um cateter de artéria pulmonar (CAP). Além disso, o Doppler esofágico fornece monitorização contínua, permitindo uma otimização hemodinâmica guiada por metas em pacientes nos quais uma monitorização invasiva não está indicada. Nos últimos 20 anos, os monitores de DC minimamente invasivos têm ganhado popularidade e o Doppler esofágico foi um dispositivo pioneiro, fundamental para a ampliação do uso da monitorização baseada em fluxo, tendo sido associado com melhores desfechos, principalmente no ambiente perioperatório.

→ Princípios físicos

Efeito Doppler

Em 1842, Christian Doppler afirmou que a mudança na frequência emitida ou refletida por um objeto em movimento era proporcional à velocidade relativa entre o objeto e o observador.

O efeito Doppler resulta do movimento do emissor de ondas, do objeto refletor e do receptor. A diferença entre a frequência real e a percebida é diretamente proporcional à velocidade relativa entre o emissor e o receptor. Portanto, se o emissor ou o receptor estiver parado ou se mover com velocidade e direção conhecidas, a velocidade e a direção do objeto em movimento podem ser determinadas (Figura 10.1).

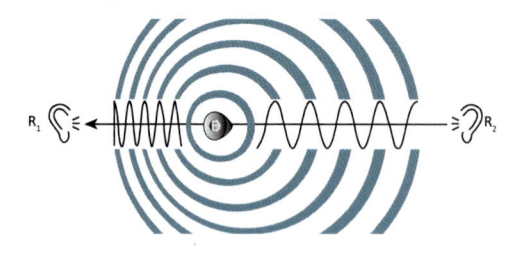

■ Figura 10.1 – O efeito Doppler descreve uma aparente mudança na frequência quando o emissor da onda e o receptor se movem um em relação ao outro. A frequência percebida é maior que a frequência realmente emitida quando o emissor (E) se aproxima do receptor (R1) e menor quando o emissor se afasta do receptor (R2). A mudança de frequência é proporcional à velocidade relativa entre o emissor e o receptor.

Fonte: Adaptada de Schober, Loer, Schwarte, 2009.

Esse princípio tem sido utilizado com grande eficácia para medir fluxo sanguíneo. As ondas de ultrassom, emitidas por uma sonda estacionária, são refletidas pelos glóbulos vermelhos em movimento, causando uma variação de frequência (efeito Doppler). Essa variação de frequência é proporcional à velocidade do sangue e inversamente proporcional ao cosseno do ângulo formado pela onda sonora e o fluxo sanguíneo dentro do vaso (Figura 10.2).

$$V = \frac{c \times f_d}{2 \times f_T \times \cos\theta}$$

■ **Figura 10.2 – Variação de frequência é pro- porcional à velocidade do sangue e inversamente proporcional ao cosseno do ângulo formado pela onda sonora e o fluxo sanguíneo dentro do vaso.**
Fonte: Adaptada de Pinsky, Teboul, Vincent, 2019.

Onde V é a velocidade das hemácias, c é a velocidade do som nos tecidos (1540 m/s); f_d é o deslocamento da frequência Doppler (Hz); f_T é a frequência da onda emitida (Hz); cosθ é o cosseno do ângulo Doppler (ângulo formado entre a direção do fluxo dentro do vaso e o feixe de ultrassom);

Ângulo de insonação

Para obter uma medida acurada da velocidade do fluxo com o Doppler, o operador deve alinhar o feixe com a direção do fluxo com o menor ângulo de insonação possível. Em condições ideais, esse ângulo deveria ser de 0° ou seja, o feixe de ultrassom diretamente alinhado com a direção do fluxo sanguíneo (cos0 = 1), qualquer angulação não paralela resultará em um cosθ menor que 1, subestimando a velocidade do fluxo medido. Quanto maior o ângulo de insonação, maior o potencial de erro nas medidas de fluxo, sendo progressivo até 90°, quando o feixe está perpendicular o fluxo e não será detectada nenhuma velocidade (cos90 = 0). Em geral, deve-se tentar obter o menor ângulo de insonação possível, porem ângulos de até 20° são aceitáveis; acima disso, os erros de cálculo tornam-se inaceitáveis (Figura 10.3).

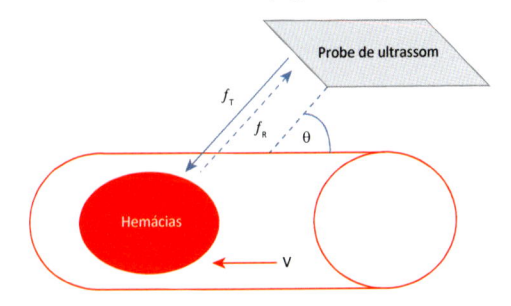

■ **Figura 10.3 – Diagrama mostrando a medida do fluxo sanguíneo. A variação de frequência Doppler é a diferença entre f_T e f_R**
θ: ângulo de insonação; f_R: frequência da onda refletida; f_T: frequência da onda emitida; V: velocidade das hemácias.
Fonte: Adaptada de Pinsky, Teboul, Vincent, 2019.

Doppler pulsado e contínuo

O Doppler pulsado é uma técnica que envolve apenas um cristal piezelétrico que alterna entre emitir ultrassom e detectar ondas refletidas, sendo utilizado para medidas de fluxo em localizações específicas. O cristal emitirá uma onda de ultrassom e só captará ondas refletidas durante um intervalo que corresponde ao tempo necessário para que a onda emitida seja refletida e retorne ao cristal em linha reta. Essa técnica não é indicada para medição de fluxos de alta velocidade (> 1,5 m/seg), pois os eventos ocorrem em uma frequência maior que o intervalo de pulso máximo, o que resulta em uma incapacidade de determinar a direção e a velocidade de maneira acurada, conhecida como" fenômeno de *aliasing*".

O Doppler contínuo, por sua vez, utiliza dois cristais piezelétricos simultaneamente. Um cristal emite as ondas e o outro cristal capta as ondas refletidas. Apesar de ser bastante acurada para detectar fluxos de alta velocidade, essa modalidade Doppler não consegue fazer a medição em localizações específicas.

Medidas de fluxo com Doppler

A velocidade dos objetos refletores, que, nesse caso onde estamos usando o Doppler para exame cardíaco, são as hemácias, pode ser exibida em um gráfico de velocidade-tempo para gerar uma curva de fluxo Doppler, em que os fluxos que se aproximam e se afastam do transdutor são representados. Por convenção, a deflexão positiva representa um fluxo que se aproxima do transdutor, enquanto uma deflexão negativa representa um fluxo que se afasta do transdutor (Figura 10.4).

→ História

Desde a década de 1950, a ultrassonografia Doppler vem sendo utilizada para medir fluxo sanguíneo em obstetrícia. Em 1961, Franklin et al. realizaram a primeira medição de fluxo sanguíneo na aorta torácica utilizando dois transdutores acoplados diretamente à aorta de cachorros.

Na década de 1970, os transdutores transcutâneos e não invasivos foram desenvolvidos para uso clínico, posicionados na fúrcula esternal ou no espaço intercostal e direcionados para o arco aórtico ou pra a aorta ascendente, permitindo a medição do fluxo sanguíneo aórtico de maneira não invasiva em humanos.

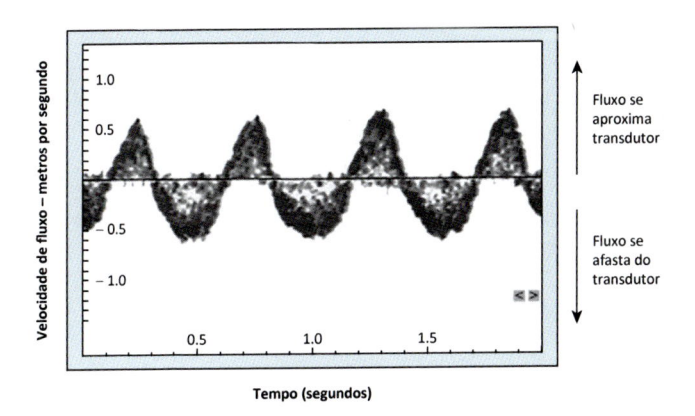

Figura 10.4. O gráfico de fluxo do Doppler espectral é uma exibição de velocidade-tempo do sinal do Doppler e exibe a velocidade de cada hemácia e a quantidade delas se movendo em diferentes velocidades ao longo do tempo. Quanto maior o número de células se movendo em determinada velocidade, mais denso será o sinal.

Fonte: Adaptada de Phillips, 2015.

Apesar de a via transcutânea ter apresentado resultados promissores, apresentava limitações, como a dificuldade para monitorização contínua devido à dificuldade de fixação do transdutor no tórax para evitar mudanças no ângulo de insonação e também o impacto de patologias pulmonares na qualidade do sinal ultrassônico.

Alguns anos depois, por meio de estudos anatômicos, observou-se que o esôfago na região mediotorácica, estava muito próximo da aorta descendente e essa relação anatômica criava condições ideais para mensuração do fluxo sanguíneo aórtico a partir dessa localização, sem as limitações dos transdutores transcutâneos. Em 1971, Side e Gosling descreveram pela primeira vez o uso de um probe esofágico com Doppler contínuo para medir o fluxo no arco aórtico. Isso foi reproduzido em 1974 por Duck et al. que forneceram descrições práticas e limitações de se utilizar um probe de 8 MHz em humanos anestesiados. Com a evolução do dispositivo, foram incorporados transdutores de ecocardiografia aos transdutores Doppler, permitindo a mensuração do diâmetro aórtico.

As mensurações de DC pelo CAP foram comparadas com as medidas obtidas a partir da onda do Doppler esofágico da aorta descendente, mostrando uma boa concordância entre as duas técnicas em uma ampla faixa de idade e estados hemodinâmicos.

Em seguida Singer et al. desenvolveram um nomograma (baseado na idade, no peso e na altura do paciente) que pode ser utilizado para converter as leituras do fluxo obtidas por meio do Doppler em estimativas do volume sistólico do ventrículo esquerdo. Assim, o dispositivo tornou-se capaz de calcular o DC sem a necessidade de medidas ecocardiográficas do diâmetro aórtico.

➡ Técnica

A monitorização pelo Doppler esofágico é baseada na mensuração da velocidade do fluxo sanguíneo na aorta descendente por meio de um transdutor Doppler posicionado na ponta de um probe flexível. O probe pode ser lubrificado com gel de base aquosa e introduzido por via oral ou nasal em pacientes anestesiados e em ventilação mecânica. Após sua introdução, avança-se até que a sua ponta esteja posicionada no esôfago a nível médio torácico, que corresponde a uma profundidade que varia entre 30 cm e 45 cm, dependendo da via de inserção, e, em seguida, é realizado o movimento de rotação para que o transdutor fique direcionado para a aorta e seja obtida a curva de fluxo aórtico. A otimização da imagem é feita com uma leve rotação no eixo longo e mudança na profundidade de inserção para gerar um sinal limpo com a maior velocidade de pico possível. Pode haver dificuldade de posicionamento do probe em pacientes com hérnia de hiato ou em uso de sonda nasogástrica. É contraindicado em pacientes com risco aumentado para lesão no sitio de inserção ou no esôfago, como malformações, estenoses, tumor, varizes, esofagite, cirurgias prévias, radioterapia ou distúrbios de coagulação graves.

➡ Cálculos hemodinâmicos

A espectometria de fluxo do Doppler pode ser "envelopada" para se calcular a área sob a curva, também conhecida como *velocity-time integral* (VTI), traduzido para o português como "integral de velocidade e tempo". O VTI é equivalente à distância sistólica, ou seja, a distância que uma hemácia se desloca por sístole em centímetros (cm). Para calcular o volume sistólico, o VTI é multiplicado pela área seccional do vaso em cm^2, resultando em uma medida de volume em cm^3. No caso do Doppler esofágico, o vaso em questão é a aorta descendente e a partir desse cálculo é possível obter o volume sistólico da aorta descendente (Figura 10.5).

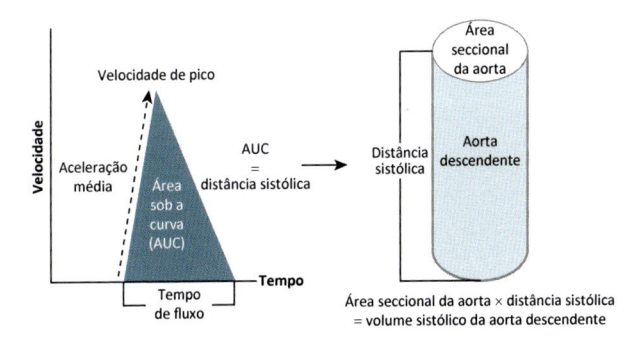

Uma das vantagens do Doppler é que a medida do fluxo é feita de maneira direta na aorta e todas as variáveis que compõem sua curva no gráfico de velocidade-tempo podem ser medidas. Além disso, pode ser realizado de forma contínua e os cálculos derivados das medidas hemodinâmicas são bastante acurados e podem ser utilizados para guiar condutas clínicas.

➡ Características das ondas

O envelope do VTI da aorta descendente permite o cálculo de outros parâmetros hemodinâmicos avançados, que podem ser úteis para estimar a pré-carga, a pós-carga e a contratilidade miocárdica.

A base da porção sistólica triangular da curva do VTI representa o tempo de ejeção sistólica. Esse tempo é frequentemente chamado de **tempo de fluxo** e é dependente da frequência cardíaca, assim, esse tempo é corrigido para um ciclo cardíaco por segundo tempo de fluxo corrigido (TFc), dividindo-o pela raiz quadrada do tempo de ciclo. Esse parâmetro é inversamente relacionado com a resistência vascular sistêmica e, em estados de vasoconstricção como hipovolemia, excesso de vasopressores ou hipotermia, o TFc diminui. Já em estados de resistência vascular sistêmica reduzida como a sepse, o TFc aumenta de forma importante.

O pico do triângulo corresponde ao pico do fluxo sanguíneo durante a sístole na aorta descendente, que representa a **velocidade de pico**. A partir dessa medida, é possível obter informações sobre a função contrátil do coração. Valores fora da referência podem ser atribuídos a alterações hemodinâmicas, como choque cardiogênico, em que a velocidade de pico estará abaixo da referência e o choque séptico ou gravidez, em que ocorrerá uma resposta oposta, com aumento dos valores.

A aceleração do sangue na aorta descendente durante o período inicial da sístole corresponde à curva ascendente do envelope do VTI. A partir disso, é possível determinar a **aceleração média**.

Valores de referência para esses parâmetros não são muito bem estabelecidos. A análise da tendência é mais informativa que seus valores absolutos, até mesmo porque existe muita variação entre os indivíduos nas diferentes faixas etárias.

O TFc responde principalmente a mudanças na pré e na pós-carga, enquanto a velocidade de pico e a aceleração média são consideradas marcadores de contratilidade. No entanto, é importante ressaltar que nenhum parâmetro isolado é especifico para se avaliarem a pré-carga, a pós-carga ou a contratilidade e as mudanças em um parâmetro são acompanhadas por mudanças compensatórias em outros. Apenas uma combinação de parâmetros e suas respostas dinâmicas a eventos cardiovasculares e intervenções terapêuticas pode fornecer informações úteis sobre o estado hemodinâmico do paciente.

Alguns parâmetros do Doppler esofágico, como o TFc, a velocidade de pico e a aceleração média, são ilustrados na imagem a seguir (Figura 10.6).

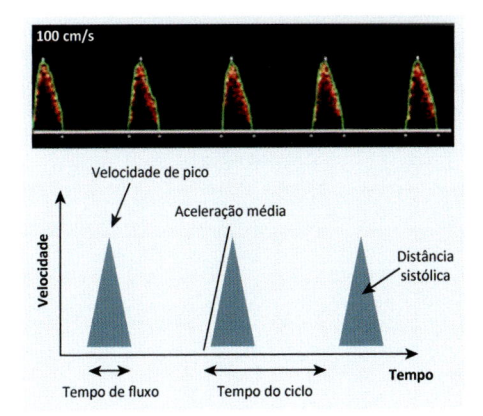

■ Figura 10.6 – Representação dos parâmetros hemodinâmicos medidos por meio do Doppler esofágico.

Fonte: Adaptada de Pinsky, Teboul, Vincent, 2019.

⟶ Uso clínico

As medidas de débito cardíacas obtidas por intermédio do Doppler esofágico foram comparadas com métodos de referência como a termodiluição por meio do CAP. Estudos que analisaram o uso do Doppler esofágico evidenciaram que ele não superestima ou subestima o DC, porém valores absolutos obtidos a partir desse método são consideravelmente diferentes dos obtidos a partir da termodiluição. Contudo, a correlação média relatada entre o Doppler esofágico e os métodos de referência, como o CAP, é de 0,80, sugerindo que um valor alto obtido por um método será acompanhado por um valor alto medido no outro. Portanto, apesar da diferença nos valores absolutos, a avaliação das tendências tem boa acurácia para avaliar mudanças no DC. Portanto, esse dispositivo é útil na monitorização hemodinâmica perioperatória, fornecendo informações e evidenciando tendências que auxiliam no manejo hemodinâmico, principalmente de pacientes graves.

Algumas respostas típicas dos parâmetros do Doppler esofágico, como o TFc, velocidade de pico e aceleração média frente a condições hemodinâmicas variadas, são resumidas na imagem a seguir (Figura 10.7).

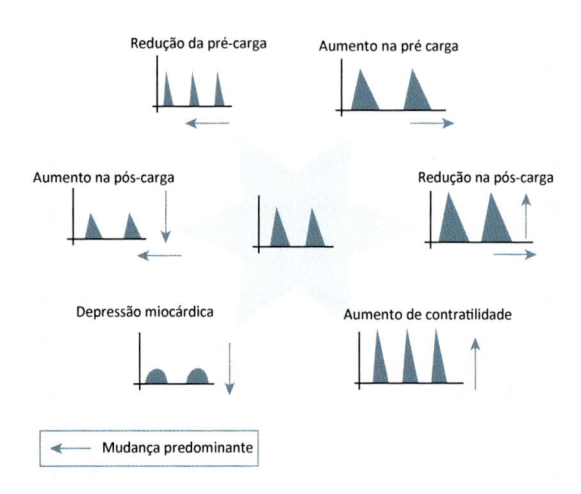

■ **Figura 10.7 – Morfologia da curva de VTI da aorta descendente em diferentes condições hemodinâmicas.**

Fonte: Adaptada de Schober, Loer, Schwarte, 2009.

As características das ondas supradescritas podem ser utilizadas tanto para fins diagnósticos como terapêuticos. Estados de DC aumentado ou reduzido podem ser reconhecidos assim como estados de vasoconstricção ou vasodilatação. Regurgitação aórtica moderada a severa pode ser evidenciada a partir da identificação de um fluxo reverso durante a diástole. Uma forma de onda reduzida e encurtada associado a uma pressão venosa central elevada pode sugerir um componente obstrutivo do choque, como embolia pulmonar, pneumotórax hipertensivo, infarto de ventrículo direito ou tamponamento cardíaco. O Doppler esofágico pode ainda ser utilizado para guiar ressuscitação volêmica, podendo-se observar a responsividade a uma prova volêmica a partir de um aumento no volume sistólico. A pré--carga ideal é atingida no ponto em que a administração de fluidos não gera aumento no volume sistólico. Se o estado de má perfusão persistir, as terapias alternativas como uso de vasodilatadores, inotrópicos ou mudança nos parâmetros ventilatórios devem ser consideradas. Qualquer melhora ou piora frente às intervenções realizadas podem ser identificadas pelo monitor (Figura 10.8).

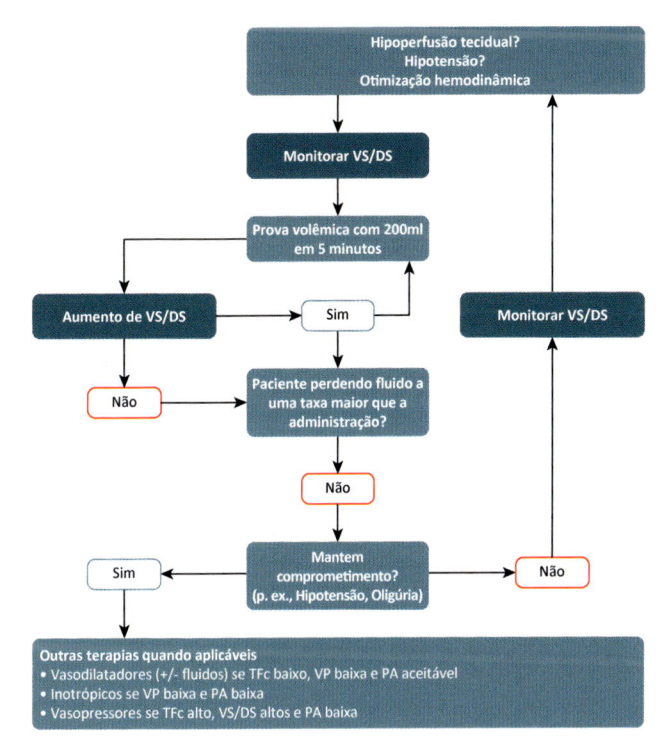

Figura 10.8 – Algoritmo para suporte de decisão com o monitor de Doppler esofágico. Um aumento de 10% no VS ou DS após uma prova volêmica é o gatilho para determinar responsividade volêmica.

DS: distância sistólica; PA: pressão arterial; TFc: tempo de fluxo corrigido; VP: velocidade de pico; VS: volume sistólico.

Fonte: Adaptada de Pinsky, Teboul, Vincent, 2019.

Limitações

Alguns monitores incorporaram um nomograma baseado em dados obtidos por medidas pareadas de DC por meio da termodiluição e o Doppler esofágico para se estimar o DC a partir do fluxo da aorta descendente obtido com o Doppler. A área seccional da aorta não é medida e é considerada como um valor constante, porém sabe-se que variações dinâmicas (sístole/diástole) e as diferenças entre os indivíduos (peso, altura e idade) podem afetar a acurácia do cálculo do DC. Contudo, o impacto dessas variações parece ser pequeno, pois a variação de diâmetro aórtico durante o ciclo cardíaco é pequena e as medidas obtidas a partir do Doppler esofágico mostraram forte correlação com a termodiluição em vários cenários clínicos.

Quando comparados os valores absolutos das medições realizadas pela termodiluição com CAP e o Doppler esofágico, observam-se valores diferentes.

A termodiluição por meio do CAP mede o débito do ventrículo direito enquanto o Doppler esofágico mede a velocidade do fluxo na aorta descendente, que está relacionada ao débito do ventrículo esquerdo e esses débitos não são necessariamente iguais.

Para se calcular o DC, assume-se que ocorre uma distribuição fixa do débito cardíaco para a aorta descendente (70%), mas sabemos que condições clínicas como estados de vasodilatação ou vasoconstricção podem alterar essa distribuição de maneira importante.

Apesar de a técnica de termodiluição ser considerada o método padrão-ouro para medir o DC, essa técnica apresenta limitações metodológicas e não reflete necessariamente o "verdadeiro" débito cardíaco em todas as circunstâncias.

Alguns estudos de validação foram realizados em condições nas quais suposições relativas ao Doppler esofágico, como o desvio constante do fluxo sanguíneo, foram violadas, por exemplo, por pinçamento aórtico ou simpatólise mediada por bloqueio peridural.

O Doppler esofágico considera que ao nível médio torácico a aorta e o esôfago estão paralelos, portanto o ângulo de insonação é determinado pela angulação entre o probe e o transdutor que é geralmente em torno de 45°. Mudanças nessa relação entre esôfago e aorta prejudicarão o alinhamento do Doppler e gerarão medidas pouco fidedignas. Porém, como já foi citado, apesar de os valores absolutos não terem tanta utilidade, a tendência desses valores não será afetada e pode ser utilizada com boa acurácia.

Para finalizar, as medidas só são possíveis com um bom sinal de Doppler e se considerado um fluxo sanguíneo laminar. Algumas patologias ou dispositivos podem alterar esses preceitos, como a coarctação de aorta, o aneurisma de aorta torácica, uso de balão intra-aórtico e até mesmo a aterosclerose senil.

→ Conclusão

O Doppler esofágico é um monitor de DC minimamente invasivo de fácil utilização e com curva de aprendizado pequena. Permite medir parâmetros hemodinâmicos em tempo real a partir da medição do fluxo sanguíneo na aorta descendente. A avaliação hemodinâmica pelo Doppler esofágico foi validada quando comparada ao método padrão-ouro de monitorização hemodinâmica: a termodiluição pelo CAP.

A monitorização do DC permite a aplicação de uma terapia guiada por metas relacionadas a fluxo na maior parte da população cirúrgica, principalmente em pacientes de alto risco. O Doppler esofágico permite que essa terapia seja empregada no período perioperatório de maneira minimamente invasiva, apresentando melhora do desfecho desses pacientes com baixa taxa de complicações.

Apesar das limitações, o Doppler esofágico foi um dispositivo pioneiro no campo de monitorização minimamente invasiva de DC, criando espaço para o desenvolvimento de outros dispositivos de alta acurácia que vem ganhando grande espaço na prática clínica.

BIBLIOGRAFIA

1. Cholley BP, Singer M. Esophageal Doppler: noninvasive cardiac output monitor. Echocardiography. 2003;20(8):763-9.

2. Coman I. Christian Andreas Doppler – the man and his legacy. Eur J Echocardiogr. 2005;6:7-10.

3. Duck FA, Hodson CJ, Tomlin PJ. An esophageal Doppler probe for aortic flow velocity monitoring. Ultrasound Med Biol. 1974;1:233-41.

4. King SL, Lim MS. The use of the oesophageal Doppler monitor in the intensive care unit. Crit Care Resusc. 2004;6(2):113-22.

5. Laupland KB, Bands CJ. Utility of esophageal Doppler as a minimally invasive hemodynamic monitor: a review. Can J Anaesth. 2002;49(4):393-401.

6. Lavandier B, Cathignol D, Muchada R, Bui Xuan B, Motin J. Noninvasive aortic blood flow measure-ment using an intra esophageal probe. Ultrasound Med Biol. 1985;11:451-60.

7. Leather HA, Wouters PF. Oesophageal Doppler monitoring overestimates cardiac output during lumbar epidural anaesthesia. Br J Anaesth. 2001;86:794-7.

8. Phan TD, D'Souza B, Rattray MJ, Johnston MJ, Cowie BS. A randomized controlled trial of fluid restriction compared to oesophageal Doppler-guided goal-directed fluid

therapy in elective major colorectal surgery within an enhanced recovery after surgery program. Anaesth Intensive Care. 2014;42:752-60.

Phillips R. Hemodynamic monitoring: evolving technologies and clinical practice. Elsevier, 2015:1-26. p 10 ch.

9.   Pinsky MR, Teboul JL, Vincent JL. Hemodynamic monitoring. Springer, 2019:323-38.

10. Schober P, Loer SA, Schwarte LA. Transesophageal Doppler devices: a technical review. J Clin Monit Comput. 2009;23(6):391-401.

11. Singer M, Bennett ED. Noninvasive optimization of left ventricular filling using esophageal Doppler. Crit Care Med. 1991;19:1132-7.

12. Singer M. Oesophageal Doppler. Curr Opin Crit Care. 2009;15(3):244-8.

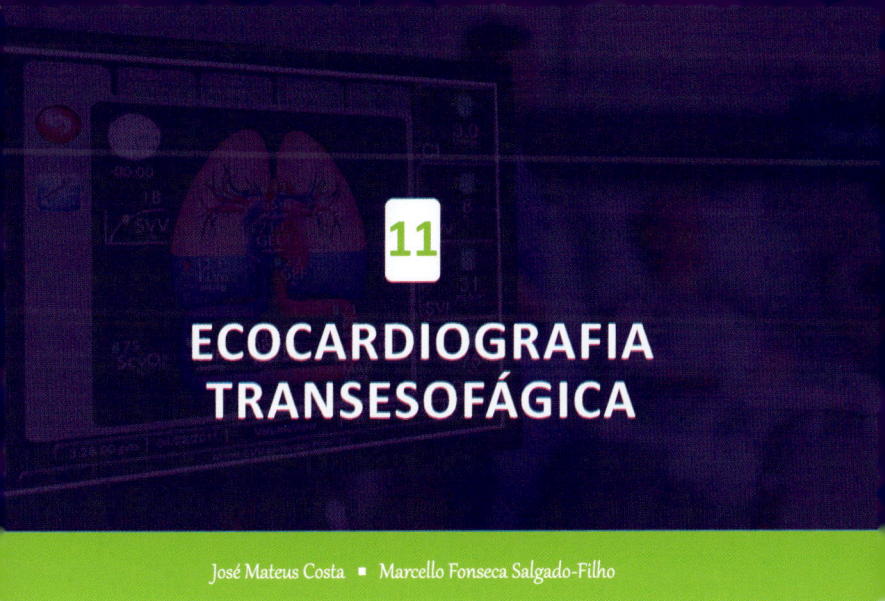

11

ECOCARDIOGRAFIA TRANSESOFÁGICA

José Mateus Costa ▪ Marcello Fonseca Salgado-Filho

➡ Introdução

A ecocardiografia transesofágica (ETE) é uma técnica de imagem ultrassonográfica semi-invasiva que consiste na introdução de probe específico através da cavidade oral até o esôfago/estômago. É uma das principais modalidades diagnósticas em cardiologia utilizada também como ferramenta de monitorização hemodinâmica e de auxílio na tomada de decisão no paciente crítico. No contexto perioperatório, a sua aplicação é de utilidade em diversos cenários e, em cirurgia cardíaca, diminui morbidade e mortalidade hospitalar. Nos pacientes críticos, a ETE pode fornecer informações que podem mudar o desfecho clínico em até 40% dos casos.

Apesar de o ecocardiograma transtorácico (ETT) poder fornecer dados importantes de forma menos invasiva e mais acessível, em alguns pacientes e situações clínicas a ETE é superior a ele tais como: incapacidade do ETT em fornecer dados por janela acústica torácica inadequada; avaliação detalhada de vegetações e de trombos intracardíacos; avaliação mais detalhada de patologias da valva aórtica (VA) e mitral; investigação minuciosa de próteses valvares; análise de veias pulmonares; investigação de endocardites; avaliação de apêndice atrial esquerdo (AAE).

➡ Complicações

As complicações relacionadas à ETE são raras (Quadro 11.1), mas há que se atentar a elas respeitando-se as contraindicações para a utilização da ETE que basicamente se relacionam a trauma direto do esôfago, estômago e via aérea, ou a efeitos indiretos de manipulação da sonda. Em uma casuística relatada com 10 mil exames de ETE, houve um caso de perfuração da hipofaringe (0,01%), dois casos de perfuração do esôfago cervical (0,02%) e nenhum caso de perfuração gástrica (0%). A incidência de morbidade e de mortalidade foi de 0,2% e 0% respectivamente.

◼ Quadro 11.1 – Complicações da ETE.

Trauma direto da via aérea e do esôfago
- Sangramento esofagiano
- Queimadura esofagiana
- Disfagia
- Bacteremia
- Paralisia das cordas vocais
- Perfuração gastrointestinal

Efeitos indiretos
- Alterações hemodinâmicas e pulmonares
- Manipulação inadvertida da via aérea
- Distração no cuidado ao paciente

Fonte: Acervo pessoal dos autores.

➡ Contraindicações

As contraindicações para a realização da ETE relacionam-se principalmente com patologias do trato gastrointestinal superior, que predispõem a complicações durante a inserção e a manipulação da sonda (Quadro 11.2). As principais são: sangramento digestivo alto ativo; cirurgia gástrica ou esofágica recente; estenose/divertículo de esôfago; abscesso/tumor esofágico; esclerodermia; hérnia hiatal sintomática; e passado de radioterapia mediastinal. Pacientes em vigência de anticoagulação terapêutica constituem risco para sangramento relacionado à inserção e à manipulação do probe.

■ Quadro 11.2 – Contraindicações da ETE.

Contraindicações absolutas
- Estenose de esôfago
- Tumor esofágico
- Laceração ou perfuração esofágica
- Divertículo de esôfago
- Sangramento esofágico ativo

Contraindicações relativas
- Antecedente de radiação cervical
- Cirurgia gastrointestinal prévia
- Sangramento gastrointestinal recente
- Esôfago de Barret
- Antecedente de disfagia
- Hérnia de hiato sintomática
- Varizes esofágicas
- Coagulopatia ou trombocitopenia
- Esofagite ativa
- Úlcera péptica

Fonte: Acervo pessoal dos autores.

➡ Introdução e manipulação da sonda de ETE

Para introdução adequada e segura da sonda, o paciente precisa estar sedado, se estiver acordado, ou ter o nível de sedação ajustado se estiver em vigência de intubação traqueal, pois a introdução do dispositivo é bastante incômoda, e a falta de colaboração do paciente pode tornar o procedimento mais dificultoso. Portanto, de acordo com o perfil clínico (hemodinâmico e ventilatório) de cada paciente, há que se pesar os riscos e benefícios de se indicar o exame e de se executar uma sedação ou anestesia geral.

Com o paciente adequadamente sedado, em decúbito dorsal ou lateral, introduz-se gentilmente a sonda pela cavidade oral, protegida por um bocal de segurança que evita mordedura, lubrificando-a com gel próprio do ultrassom ou de lidocaína, seguindo o avanço para o esôfago que deve correr sem resistência. Manobras de elevação do queixo, protusão e elevação da mandíbula ajudam no processo. Se ocorrer qualquer tipo de resistência não se deve introduzir mais a sonda, e cuidadosamente faz-se o reposicionamento; possíveis causas para isso são desvio da sonda para a parte posterior da língua, valécula da epiglote, seios pririformes da laringe ou divertículo no esôfago. Outra possível manobra é utilizar o laringoscópio para a introdução do aparelho sob visualização direta do esôfago.

A grande variedade de janelas acústicas obtidas na ETE é possível pelos vários movimentos com a sonda multiplanar (Figura 11.1) em diferentes níveis do esôfago e estômago (Figura 11.2).

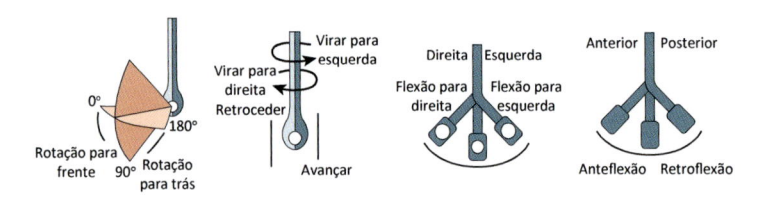

■ Figura 11.1 – Movimentos possíveis com a sonda de ETE.

Fonte: Acervo pessoal dos autores.

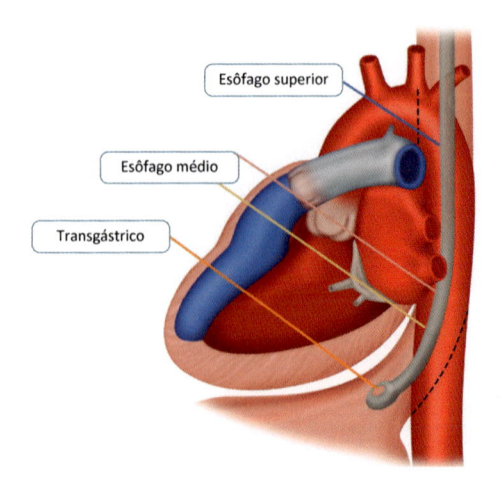

■ Figura 11.2 – Posições da sonda de ETE.

Fonte: Acervo pessoal dos autores.

A correta manipulação da sonda de ETE multiplanar e de suas funções proporciona obtenção adequada das imagens cardíacas durante o exame e diminui a incidência de complicações no esôfago e no estômago. A movimentação em sentido craniocaudal produz modificações nas imagens no sentido superior e inferior respectivamente. Os cortes do esôfago superior (ES) estão entre 25 cm e 30 cm de profundidade, os do esôfago médio (EM) se situam cerca de 30 cm a 40 cm, o nível transgástrico (TG) de 40 cm a 45 cm e o transgástrico profundo (TGP) entre 45 cm a 50 cm. As mudanças para a direita e para a esquerda podem ser obtidas com rotação horária e anti-horária da sonda respectivamente, e melhor alinhamento de imagens é possível com movimento anterior e posterior por meio de anteroflexão ou retroflexão na manopla maior da sonda. O modo multiplanar da ETE (ângulo de 0° a 180°) proporciona ajustes finos no ângulo de inclinação do plano de imagem e possibilita análises anatômicas mais precisas.

→ Exame básico

A finalidade de se estabelecer um exame mais direcionado e simplificado de ETE reside no fato de que um exame abrangente proposto pela Sociedade Americana de Ecocardiografia (ASE) e pela Sociedade Brasileira de Anestesiologia (SBA), detalhando as 28 janelas em diferentes níveis esofágico e gástrico, demanda treinamento mais prolongado e experiência adicional do operador. O objetivo de um exame básico, composto por um número de 11 janelas (*guideline* proposto pela ASE), não é de fornecer um diagnóstico ecocardiográfico completo, mas sim promover informações que auxiliem na tomada de decisão clínica e no diagnóstico diferencial de causas frequentes de instabilidade cardiocirculatória.

A partir dessas imagens básicas, é possível obter dados como causas de instabilidade hemodinâmica ou ventilatória de origem cardíaca, tamanho e função do ventrículo esquerdo (VE) e direito, anatomia e função valvar, estado volêmico, complicações de procedimentos invasivos, presença e quantificação de derrame pericárdico e elucidações etiológicas de disfunções pulmonares. Além disso, o exame básico direcionado permite ao médico avaliar de forma dinâmica o impacto de reposição volêmica e farmacológica à beira leito e, na presença de alterações significativas, sem resposta satisfatória às medidas adotadas, solicitar a avaliação avançada do especialista.

Descreveremos, a seguir, os 11 cortes propostos que permitem esse julgamento clínico rápido e direcionado. O exame é iniciado no EM e segue com cortes subsequentes em ES e TG.

➡ Esôfago médio quatro câmaras (EM 4C) (Figura 11.3)

Esse é o primeiro corte a ser obtido e ponto de partida para obtenção dos demais cortes. Deve-se introduzir a sonda de 30 cm a 35 cm, até estar imediatamente posterior ao átrio esquerdo (AE). Rotacionando-se a sonda para a direita ou esquerda, é possível centralizar a imagem do VE e da valva mitral (VM) no setor. Pode ser necessário rotacionar o ângulo do transdutor em 10° a 20° até a VA e a via de saída do VE (VSVE) não estarem mais visíveis. Uma ligeira retroflexão pode ser necessária para abrir na imagem o ápice verdadeiro do VE. As estruturas vistas nesse corte são o átrio direito (AD), o AE, o septo interatrial (SIA), a VM, a valva tricúspide (VT), o ventrículo direito (VD), o VE e o septo interventricular (SIV). Pode-se diferenciar também os folhetos anterior e posterior da VM, o folheto septal da VT adjacente ao SIV, a parede anterolateral e inferosseptal do VE e a parede livre do VD.

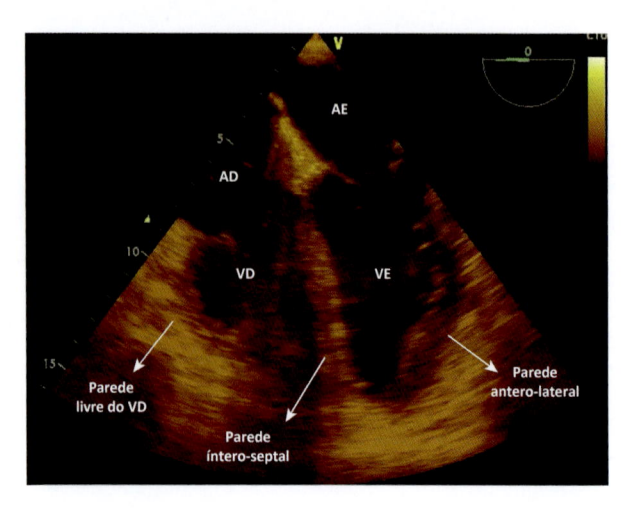

◼ Figura 11.3 – Esôfago médio quatro câmaras.

AD: átrio direito; AE: átrio esquerdo; VD: ventrículo direito; VE: ventrículo esquerdo.

Fonte: Acervo pessoal dos autores.

Informações diagnósticas possíveis de se inferir nesse corte são os aspectos volumétricos e a função global do VD e do VE, a morfologia e função da VM e da VT, a mobilidade segmentar das paredes descritas do VE em suas porções basal, média e apical, a investigação da VM e da VT com o Doppler colorido sobre ambas as valvas, em escala de cor entre 50 e 70 cm/s (identificar regurgitações e estenoses) bem como procurar fluxo no SIA e no SIV.

⮕ Esôfago médio duas câmaras (EM 2C) (Figura 11.4)

Partindo do EM 4C, deve-se abrir o ângulo multiplanar entre 80° e 100°, e AD e VD não serão mais visíveis. Estruturas visualizadas nesse corte são o AE, o VE, a VM, o AAE, as paredes anterior e inferior do VE e seus subsegmentos basal, médio e apical. Informações diagnósticas possíveis: função global e regional do VE, da função da VM e investigação da VM com Doppler colorido.

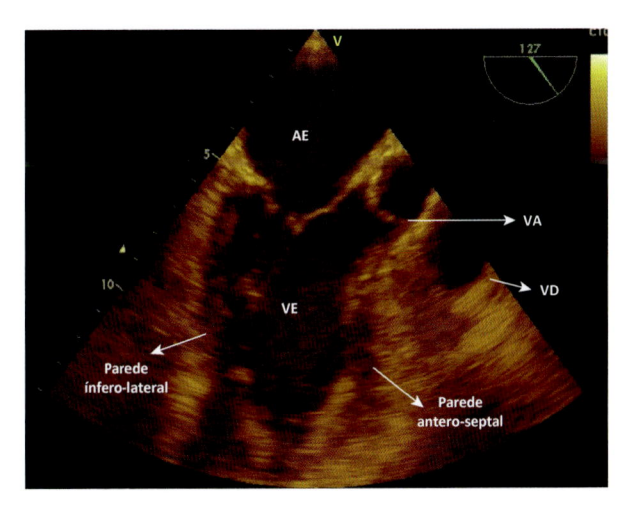

■ Figura 11.4 – Esôfago médio duas câmaras.

AE: átrio esquerdo; VE: ventrículo esquerdo.

Fonte: Acervo pessoal dos autores.

➡ Esôfago médio eixo longo (EM LAX) (Figura 11.5)

A partir do EM 2C, deve-se aumentar o ângulo multiplanar entre 120° e 160°, até que a VSVE e a VA fiquem exibidas em seu eixo longitudinal. As estruturas visualizadas são o AE, a VM (cúspide anterior e posterior), o VE, a VSVE, a VA, a aorta ascendente (Ao Asc) proximal, a via de saída do VD em seu eixo transversal e as paredes anterosseptal e inferolateral do VE em suas porções basal, média e apical

As informações diagnósticas desse corte são os aspectos funcionais e volumétricos de VE e suas paredes segmentares citadas, função valvar da VM e da VA e obstruções na VSVE. O Doppler colorido pode ser aplicado na VM, na VSVE e na VA simultaneamente a fim de se verificar patologias acometendo essas estruturas.

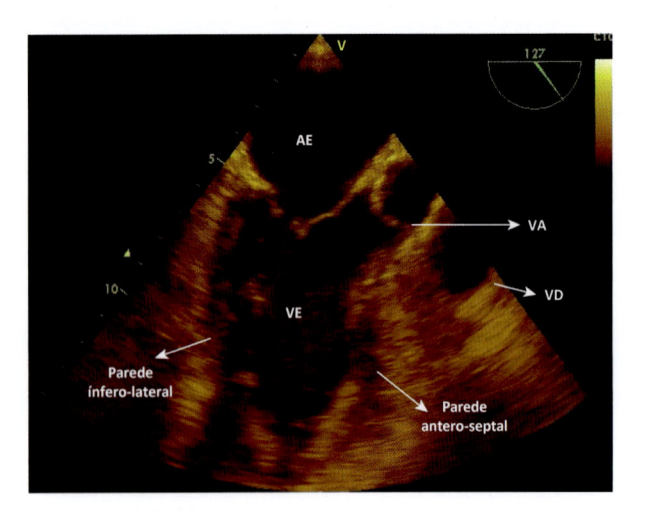

◼ Figura 11.5 – Esôfago médio eixo longo.

AE: átrio esquerdo; VA: valva aórtica; VD: ventrículo direito; VE: ventrículo esquerdo.

Fonte: Acervo pessoal dos autores.

→ Esôfago médio aorta ascendente eixo longo (EM AoAsc LAX) (Figura 11.6)

A partir do EM LAX, um pequeno recuo de alguns centímetros e rotação anti-horária com a sonda e ângulo de rotação entre 90° e 110°. Observam-se a Ao Asc em seu eixo longitudinal e a artéria pulmonar direita (APD) em seu eixo transversal mais próxima ao ângulo do setor, posteriormente à Ao Asc. Informações obtidas por essa janela: lâminas de dissecção; placas de ateroma na aorta; e quantificação do diâmetro da Ao Asc.

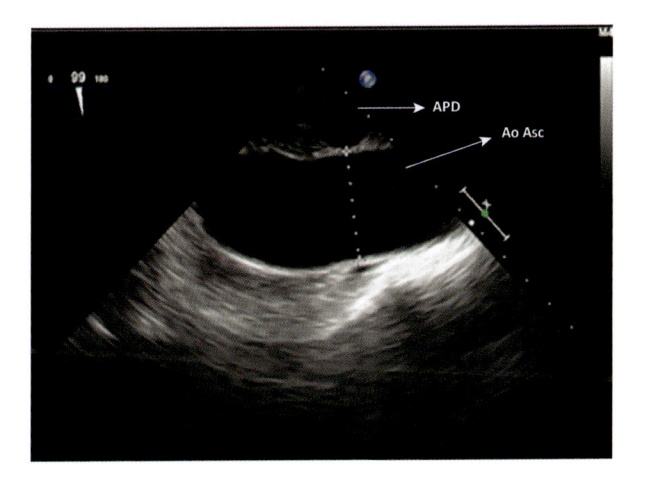

■ Figura 11.6 – Esôfago médio aorta ascedente eixo longo.

Ao asc: aorta ascedente; APD: artéria pulmonar direita.

Fonte: Acervo pessoal dos autores.

→ Esôfago médio aorta ascendente eixo curto (EM AoAsc SAX) (Figura 11.7)

Partindo do corte EM AoAsc LAX, uma redução no ângulo multiplanar ortogonalmente ao ângulo anterior evidenciará a Ao Asc proximal e a veia cava superior (VCS) em corte transversal, e a bifurcação da artéria pulmonar. Pode-se pesquisar nesse corte êmbolos proximais na artéria pulmonar.

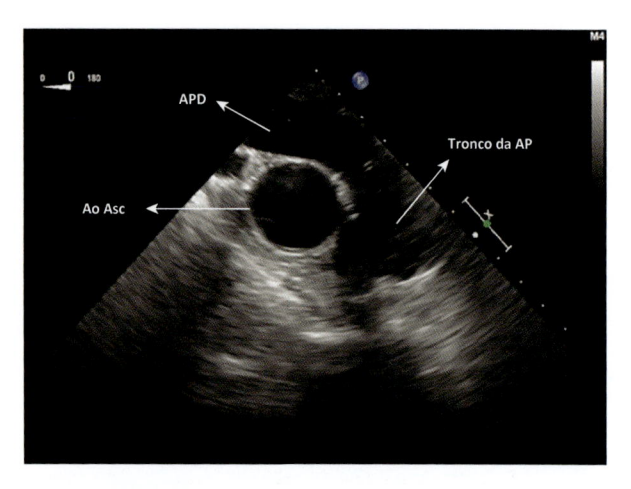

◼ Figura 11.7 – Esôfago médio aorta ascedente eixo curto.

Ao asc: aorta ascedente; AP: artéria pulmonar; APD: artéria pulmonar direita.

Fonte: Acervo pessoal dos autores.

➡ Esôfago médio valva aórtica eixo curto (EM VA SAX) (Figura 11.8)

Avançando-se o probe da janela anterior com a aorta centralizada e um ângulo de aproximadamente 45° resultará na visualização da VA em corte transversal. É possível observar a VA e suas cúspides: em uma valva normal trivalvular, nota-se o folheto coronariano esquerdo às 2 horas; o folheto não coronariano, às 10 horas; e o coronariano direito, às 6 horas. Informações obtidas nessa janela são anatômicas e degenerativas de VA, investigação com *Doppler* colorido em busca de fluxos de estenose e/ou regurgitação da VA.

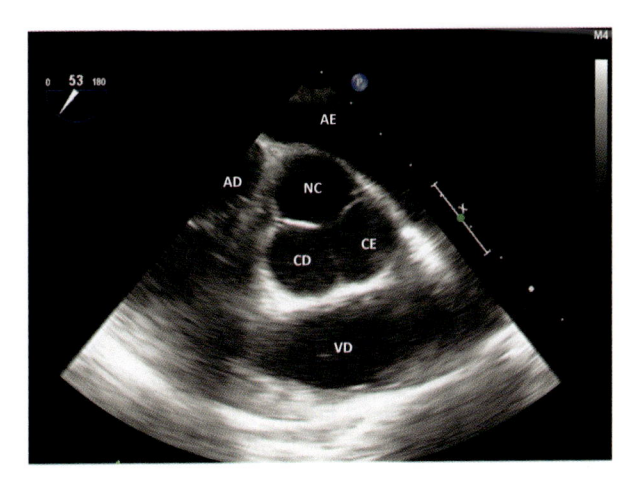

■ Figura 11.8 – Esôfago médio valva aórtica eixo curto.

AD: átrio direito; AE: átrio esquerdo; CD: cúspide coronariana direita; CE: cúspide coronariana esquerda; NC: cúspide não coronariana; VD: ventrículo direito.

Fonte: Acervo pessoal dos autores.

→ Esôfago médio vias de entrada e saída de VD (EM Inflow/ouflow VD) (Figura 11.9)

A partir do corte anterior, com um pequeno avanço da sonda e aumento do ângulo do transdutor para 50° a 70° aproximadamente, visualizam-se a VT, via de entrada e saída do VD e a artéria pulmonar proximal. Outras estruturas visualizadas são: parede livre do VD; AD; AE; SIA; VD; e valva pulmonar (VP).

Informações úteis nessa janela: aspectos funcional e volumétrico do VD; integridade do SIA; posicionamento de cateter de artéria pulmonar; investigação de patologias em VT; e VP com Doppler colorido. Se um jato de regurgitação tricúspide bem alinhado ao probe puder ser obtido, pode-se também mensurar a pressão do VD e, por conseguinte, de artéria pulmonar quando não há estenose da VP.

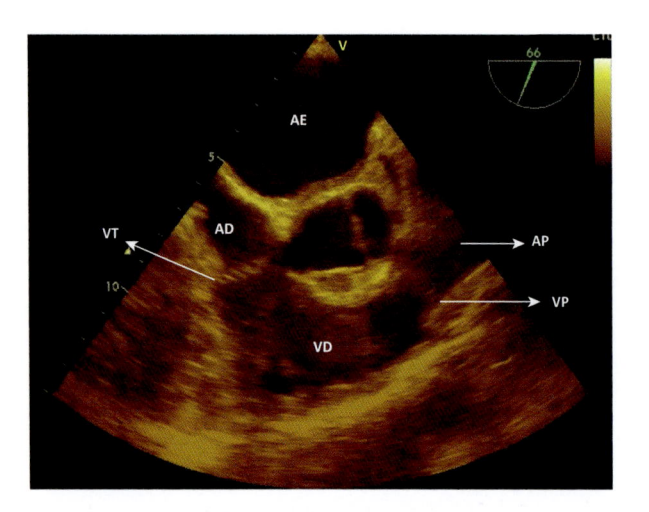

■ Figura 11.9 – Esôfago médio via de entrada e de saída do ventrículo direito.

AD: átrio direito; AE: átrio esquerdo; AP: artéria pulmonar; VD: ventrículo direito; VP: valva pulmonar; VT: valva tricúspide.

Fonte: Acervo pessoal dos autores.

⟶ Esôfago médio bicaval (EM BICAVAL) (Figura 11.10)

Prosseguindo o exame do corte anterior, uma rotação horária do probe com abertura do ângulo para 90° a 110° permite a visualização do corte bicaval. Nesse corte, observam-se a VCS, o AD, a veia cava inferior (VCI), o SAI e o AE. Nessa janela, é possível avaliar cateteres adentrando o AD, trombos intracavitários, mobilidade e integridade do SIA com presença de *shunts*.

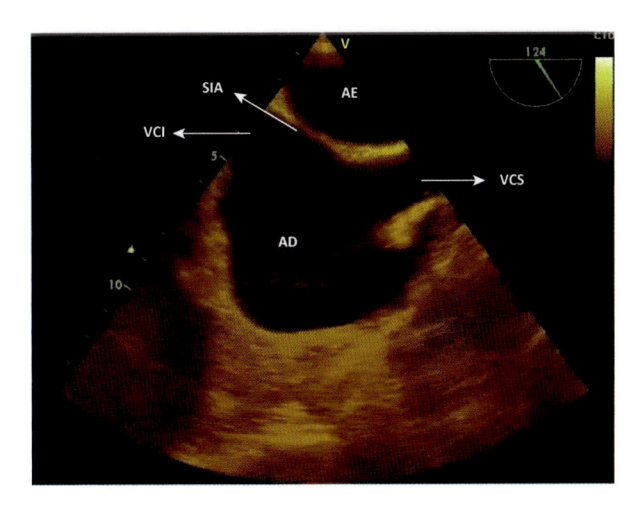

■ Figura 11.10 – Esôfago médio bicaval.

AD: átrio direito; AE: átrio esquerdo; SAI: septo interatrial; VCI: veia cava inferior; VCS: veia cava superior.

Fonte: Acervo pessoal dos autores.

→ Transgástrico mediopapilar eixo curto (TG SAX) (Figura 11.11)

Após finalizar os cortes no EM, deve-se retornar a sonda para angulação de 0° no EM 4C e introduzi-la gentilmente em direção ao estômago com leve anteroflexão. A visualização do VE passará a ser feita em seu corte transversal, a visualização de cordoalhas ou aparato mitral indica que a sonda deve ser avançada mais profundamente até se visualizarem apenas a cavidade ventricular e os músculos papilares. A parede ventricular mais próxima ao ângulo do setor é a parede inferior do VE, e a parede oposta é a anterior. Os músculos papilares visualizados são o anterolateral (mais anterior e à direita da tela) e o posteromedial (mais posterior e ao centro da tela). As paredes do segmento médio do VE visualizadas são: inferior; inferosseptal; inferolateral; anterior; anterosseptal; e anterolateral.

Essa janela é de grande importância clínica, pois é a única na qual é possível observar em um só corte a irrigação coronariana proveniente das artérias descendentes anteriores (paredes anterosseptal, inferosseptal, anterolateral), da artéria circunflexa (paredes anterolateral e inferolateral) e artéria coronária direita (paredes inferior e inferosseptal) simultaneamente por meio da avaliação segmentar contrátil das paredes mencionadas. A visualização de alguma anormalidade contrátil nesses segmentos pode sugerir patologia isquêmica de provável origem nas artérias descritas. Outra condição clínica facilmente visualizada nessa janela é a presença de derrame pericárdico por meio da presença de conteúdo líquido separando o pericárdio do epicárdio.

A capacidade desse corte de fornecer várias informações clinicamente relevantes para a tomada de decisão o torna bastante útil, principalmente no contexto perioperatório e nos cenários de instabilidade hemodinâmica.

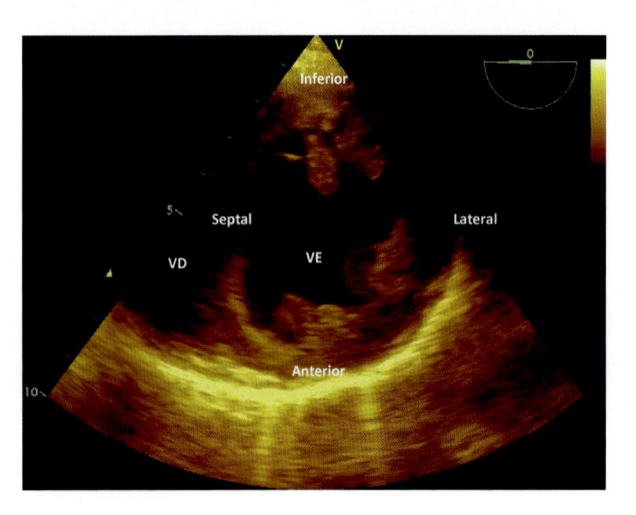

■ Figura 11.11 – Transgástrico eixo curto.

VD: ventrículo direito; VE: ventrículo esquerdo.

Fonte: Acervo pessoal dos autores.

→ Aorta descendente eixos curto e longo (AoDesc SAX e LAX) (Figuras 11.12 e 11.13)

Por fim, a visualização da aorta descendente é obtida no EM a 0°, partindo-se do EM 4C e rotacionando-se o probe em sentido anti-horário, já que a aorta descendente torácica se encontra adjacente ao esôfago no mediastino. A imagem obtida nessa angulação é do eixo curto, enquanto a janela do eixo longo é possível por meio do aumento do ângulo para 90° da mesma estrutura. Uma redução na profundidade da imagem e um ajuste da zona de convergência focal próxima ao probe otimizam a visualização das imagens. Com a estrutura centralizada na tela, é possível avançar e recuar a sonda em busca de lâmina de dissecção, placas de ateroma e quantificação do diâmetro da aorta. Na vigência de derrame pleural esquerdo, pode ser possível visualizar imagem sugestiva de conteúdo líquido nesse corte, distante da aorta.

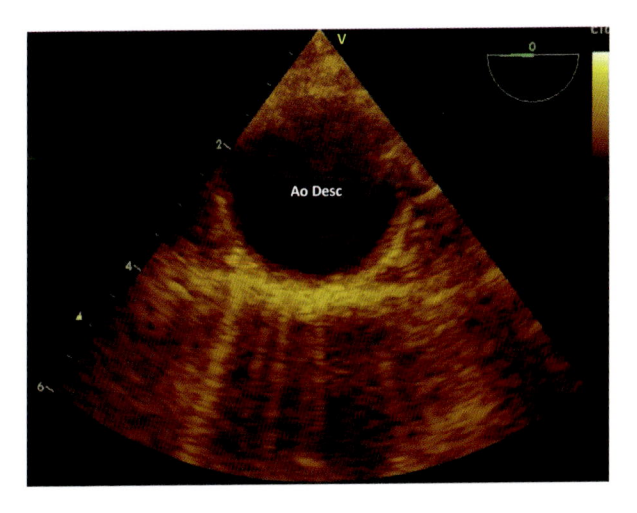

■ Figura 11.12 – Aorta descendente eixo curto.

Ao desc: aorta descedente.

Fonte: Acervo pessoal dos autores.

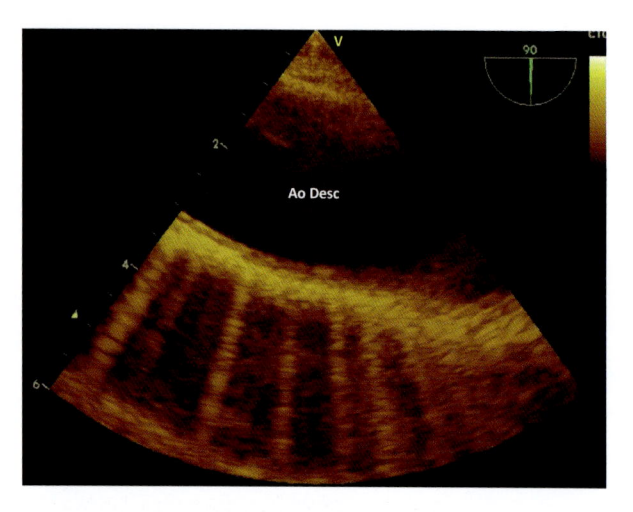

■ Figura 11.13 – Aorta descendente eixo longo.

Ao desc: aorta descedente.

Fonte: Acervo pessoal dos autores.

→ ETE de resgate na instabilidade hemodinâmica

Diante de uma situação de hipotensão ou instabilidade hemodinâmica, que não é solucionada com tratamento clínico rotineiro, está formalmente indicada a realização de ecocardiografia de resgate. A ETE pode ser utilizada para monitorização e terapia individualizada nos pacientes críticos. Nesse contexto, diante de uma situação de aplicação da ETE como ferramenta diagnóstica de resgate, buscamos elucidar as principais causas de instabilidade hemodinâmica, que são:

→ Disfunção global e segmentar de VE.

→ Disfunção de VD.

→ Hipovolemia severa.

→ Tamponamento cardíaco.

→ Valvopatias graves.

→ Obstrução dinâmica da VSVE.

→ Dissecção de aorta.

Os achados ecocardiográficos devem ser interpretados e contextualizados de acordo com o estado individual de cada paciente, e outras condições devem ser levadas em conta para o diagnóstico e manejo adequados como: história clínica; exame físico; achados laboratoriais; contexto pós-operatório; estado ventilatório; e macro-hemodinâmico. Uma abordagem ecocardiográfica adequada inicial proporciona os dados corretos para a intervenção correta. Para isso, são mandatórios a aquisição das janelas mencionadas e o conhecimento na utilização do recurso de mapeamento do fluxo a cores com o modo Doppler, sobretudo nas patologias valvares do VE. Na presença de achados ecocardiográficos alterados, é importante proceder a um exame abrangente por profissional qualificado.

A seguir, discorreremos sobre os achados ecocardiográficos de cada uma das condições citadas.

⮕ Disfunção global e segmentar do ventrículo esquerdo

A avaliação da função do VE em situações de instabilidade hemodinâmica compreende uma determinação estimada da fração de ejeção a partir de aspectos qualitativos da contratilidade cardíaca. O objetivo é a diferenciação de um ventrículo globalmente normal ou discretamente alterado de outro com disfunção moderada a grave e, dessa forma, atribuir uma fração de ejeção aproximada acima de 50%, entre 30% e 50% ou abaixo de 30%, respectivamente. A essa habilidade nomeia-se a definição da fração de ejeção pelo método *eyeball*, e é uma técnica aceitável e rápida de se realizar, porém dependente da experiência do operador. As janelas do exame básico utilizadas são a EM 4C (Figura 11.3), EM 2C (Figura 11.4), EM LAX (Figura 11.5) e TG SAX (Figura 11.11).

Durante o exame, o operador deve atentar ao aspecto contrátil global do VE, principalmente a movimentação das paredes em sentido radial à cavidade ventricular e o espessamento miocárdico durante a sístole. Nessa mesma linha de investigação, caso haja alguma alteração de mobilidade em algum segmento específico, pode-se diagnosticar alteração de contratilidade segmentar e fazer a correlação da área acometida com a provável fonte de irrigação coronariana (Figura 11.14).

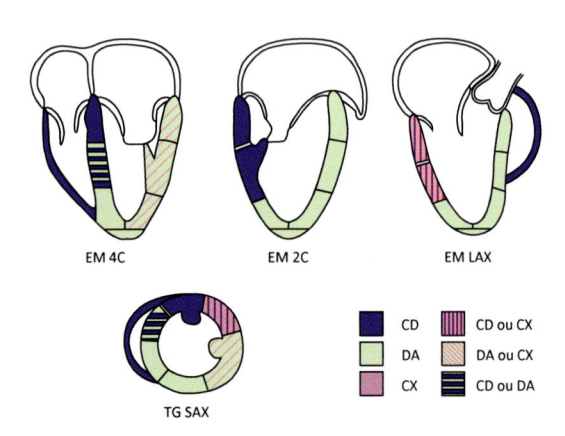

EM 4C   EM 2C   EM LAX

TG SAX

CD		CD ou CX
DA		DA ou CX
CX		CD ou DA

■ Figura 11.14 – Irrigação coronariana do ventrículo esquerdo.

CD: artéria coronária direita; CX: artéria coronária cirunflexa; DA: artéria coronária descendente anterior; EM 2C: esôfago médio duas câmaras; EM 4C: esôfago médio quatro Câmaras; EM LAX: esôfago médio eixo longo; TG SAX: transgástrico eixo curto.

Fonte: Acervo pessoal dos autores.

A visualização dinâmica do aspecto contrátil é de extrema utilidade e possibilita a intervenção mais assertiva com drogas vasoativas.

➡ Disfunção do ventrículo direito

As alterações de contratilidade do VD podem se apresentar como disfunção isquêmica secundária à obstrução coronariana de CD ou na forma de sobrecarga de pressão ou volume, como secundária à hipertensão pulmonar ou ao tromboembolismo pulmonar maciço.

Ao contrário do VE que tem seu principal componente contrátil advindo da mobilidade radial das fibras miocárdicas, o VD tem no seu componente principal a movimentação longitudinal.

Um dos aspectos qualitativos observados na disfunção de VD é a mobilidade reduzida do anel tricúspide durante o ciclo cardíaco. Esse parâmetro pode ser medido por meio do *Tricuspid Anulus Plane Sistolic Excercusion* (TAPSE). O ETT apresenta melhor alinhamento do eixo valvar com o feixe do ultrassom, quando comparado à ETE. Nas janelas básicas da ETE, essa medida é de difícil aquisição, mas o aspecto qualitativo visual é muito útil para estimar disfunção de VD. As janelas úteis para a avaliação qualitativa são a EM 4C e a EM inflow-outflow VD. Além desse parâmetro, avaliam-se também o componente contrátil pela movimentação radial da parede livre do VD, passível de observação nesses dois cortes e também no TG SAX rotacionando-se a sonda em sentido horário para melhor visualização do VD.

Mesmo em situações de aspecto contrátil normal, a sobrecarga de pressão pode estar presente e deve ser interrogada. Nessa situação, observam-se, no corte EM 4C, um VD de tamanho semelhante ou até maior que o VE e a ponta do VD na mesma profundidade da ponta do VE, o SIA pode estar abaulado em direção ao AE. No corte TG SAX, observa-se, de forma mais precisa, a relação entre o VD e o septo ventricular e, nesse cenário, encontram-se o septo retificado e o VE em formato da letra "D" (Figura 11.15).

Novamente, todas essas alterações podem ser reversíveis e visualizadas dinamicamente com a intervenção adequada para a causa base (medidas de vasodilatação pulmonar, adição de inotrópicos, trombólise, correção de acidose, etc).

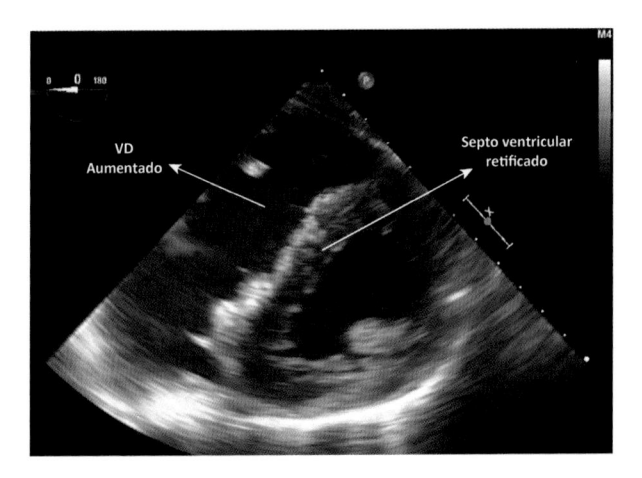

■ Figura 11.15 – Janela transgástrica eixo curto, mostrando o depto interventricular retificado devido a uma hipertensão pulmonar.

VD: ventrículo direito.

Fonte: Acervo pessoal dos autores.

→ Hipovolemia severa

Hipovolemia é uma das causas mais importantes de instabilidade hemodinâmica e pode ser mais facilmente diagnosticada por meio de parâmetros ecocardiográficos. A hipovolemia severa pode ser diagnosticada pela presença de cavidades ventriculares pequenas, hipercinéticas e com obliteração ao final da sístole. Um sinal clássico é a presença de *kissing papillary muscles* do VE (músculos papilares se encostando ao final da sístole) no corte TG SAX (Figura 11.16).

Há que se diferenciar a situação de hipovolemia verdadeira da resistência vascular sistêmica reduzida. Na hipovolemia verdadeira, o diâmetro diastólico final do VE é menor que 45 mm. Na vasodilatação, apenas o aspecto sistólico final é anormal.

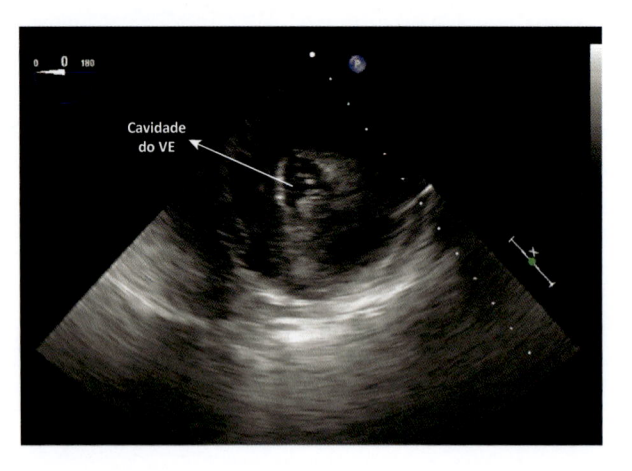

■ Figura 11.16 – Janela transgástrica eixo curto mostrando o *kissing papillary muscles* em um paciente hipovolêmico.

VE: ventrículo esquerdo.

Fonte: Acervo pessoal dos autores.

→ Tamponamento cardíaco (Figura 11.17)

A presença de líquido pericárdio aumentado é uma das causas de instabilidade hemodinâmica que se deve investigar durante o exame. A membrana pericárdica em situações normais é visualizada como uma estrutura hipere-coica adjacente ao coração. A presença de líquido nesse espaço provoca uma separação facilmente visível entre as estruturas, sendo o líquido de aspecto anecoico (preto). O colapso diastólico de câmaras direitas é o sinal clássico para diagnóstico de tamponamento cardíaco.

É possível estimar a quantidade de líquido do espaço pericárdico por meio da medida da distância entre o pericárdio e o coração na janela TG SAX:

→ **Até 0,5 cm:** 100 a 200 mL (derrame discreto).

→ **0,5 a 2 cm:** 200 a 500 mL (derrame moderado).

→ **Acima de 2 cm:** acima de 500 mL (grave).

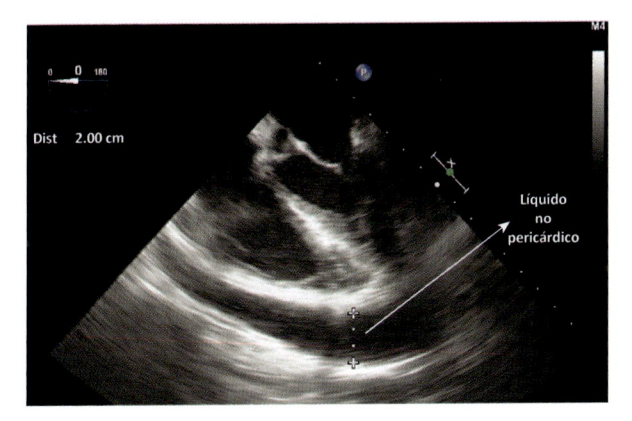

■ Figura 11.17 – Janela esôfago médio quatro câmaras com derrame pericárdico com uma lâmina de líquido medindo 2 cm.

Fonte: Acervo pessoal dos autores.

➡ Valvopatias graves

Doenças valvares graves são condições a serem excluídas e que podem passar subdiagnosticadas nos pacientes por longo período em razão dos mecanismos adaptativos do coração. Após esgotamento dos mecanismos compensatórios ou instalação de um evento agudo sobreposto ao quadro cardíaco incipiente, o paciente se apresenta com instabilidade. Nos diferentes cortes que foram detalhados, devem-se observar a mobilidade e a morfologia dos folhetos valvares, e proceder-se à investigação com o Doppler colorido sobre todas as valvas. Presença de alterações estruturais significativas, degeneração valvar, falha no plano de coaptação (Figura 11.18) e imagens sugestivas de estenose ou insuficiência graves podem justificar a instabilidade que está em investigação e devem ser quantificadas mais detalhadamente para quantificação diagnóstica por um exame abrangente.

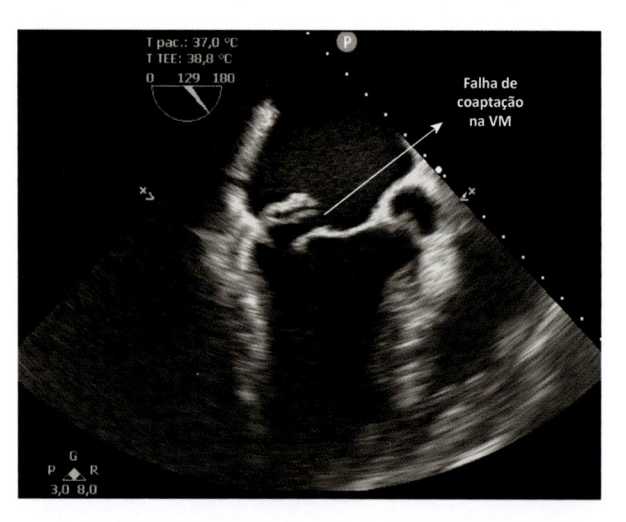

◼ Figura 11.18 – Esôfago médio eixo longo mostrando uma ruptura de folheto posterior (P2).

VM: Valva mitral.

Fonte: Acervo pessoal dos autores.

➡ Obstrução dinâmica da via de saída do ventrículo esquerdo

A obstrução dinâmica da VSVE é uma das possíveis causas de instabilidade hemodinâmica ocasionada por movimento sistólico anterior da VM e que cursa com hipotensão por baixo débito cardíaco. É uma condição de diagnóstico difícil sem o recurso ecocardiográfico, em que, se o tratamento correto não for estabelecido, a instabilidade hemodinâmica se acentua.

A obstrução da VSVE é atribuída a uma complexa interação entre o folheto anterior da valva mitral, septo ventricular hipertrófico e vetores de fluxo anormais durante a sístole, que leva ao movimento sistólico anterior da valva mitral (SAM). Além de baixo débito cardíaco por mecanismo obstrutivo de geração de gradiente subaórtico, ocorre também regurgitação mitral de grau variável e que pode piorar a instabilidade. Os casos clássicos para ocorrência dessa patologia são as miocardiopatias hipertróficas (idiopáticas ou secundárias a outras patologias) associadas à alteração da geometria da VSVE e à sua interação com a valva mitral.

Fatores desencadeantes e exacerbadores são as situações de hipovolemia, hiperdinamismo ventricular e resistência vascular reduzida. A compensação clínica se baseia em descontinuar fármacos inotrópicos, iniciar vasoconstritor, ajustar a volemia e a simpatólise. As janelas adequadas para o diagnóstico e manejo dessa condição são EM LAX e EM AoAsc LAX com auxílio do mapeamento com fluxo de cores, observando-se o aspecto de aceleração de velocidade do sangue na VSVE, movimentação do folheto anterior da VM em direção à VSVE e refluxo mitral excêntrico na direção do folheto posterior (Figuras 11.19 e 11.20).

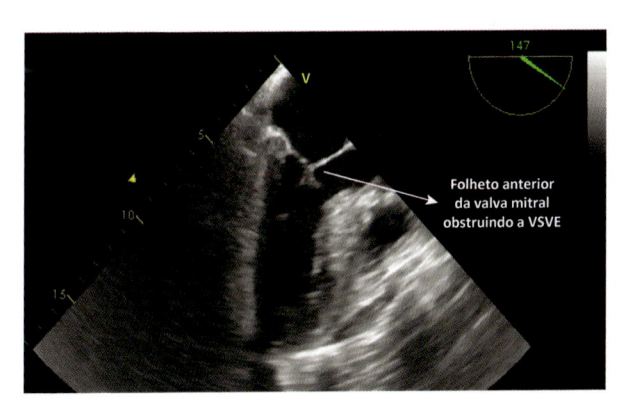

■ **Figura 11.19 – Esôfago médio eixo longo mostrando o folheto anterior da valva mitral obstruindo a via de saída do ventrículo esquerdo.**

VSVE: via de saída do ventrículo esquerdo.

Fonte: Acervo pessoal dos autores.

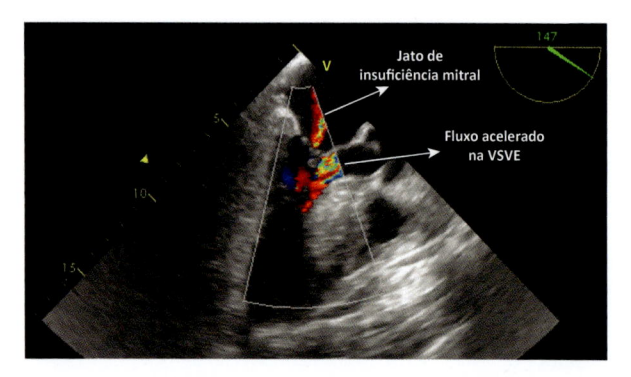

■ Figura 11.20 – Esôfago médio eixo longo com Doppler colorido, mostrando o folheto anterior da valva mitral obstruindo a via de saída do ventrículo esquerdo e o jato da insuficiência mitral excêntrico na direção do folheto posterior.

VSVE: Via de saída do ventrículo esquerdo.

Fonte: Acervo pessoal dos autores.

→ Dissecção de aorta

As dissecções da aorta são causas importantes de instabilidade hemodinâmica e que necessitam de diagnóstico precoce para que a intervenção correta seja indicada. No exame básico, os cortes que podem evidenciar lâmina de dissecção na aorta são: EM LAX; EM AoAsc LAX; AoDesc SAX; e LAX (Figura 11.21). A ETE é capaz de visualizar apenas a porção proximal da aorta ascendente e o segmento distal do arco aórtico. A investigação completa do arco aórtico pela ecocardiografia só é possível mediante a complementação com o ETT na janela supraesternal.

Outros achados ecocardiográficos relevantes e que podem estar associados à disseção de aorta são: derrame pericárdico; insuficiência aórtica; e disfunções de VD e VE (o *flap* de dissecção pode atingir a origem dos óstios coronarianos e provocar isquemia).

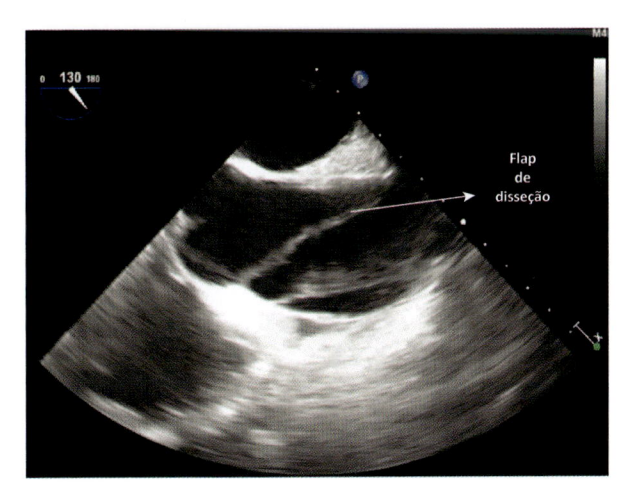

■ Figura 11.21 – Janela esôfago médio eixo longo mostrando o *flap* de disseção da aorta ascendente.

Fonte: Acervo pessoal dos autores.

→ Conclusão

A ETE é uma ferramenta extremamente útil no paciente crítico, sobretudo nas diferentes situações de instabilidade hemodinâmica. Vale ressaltar que existem condições específicas em que o ETT não é o padrão-ouro para diagnosticar o evento hemodinâmico, como a disseção de aorta, doença coronariana e o tromboembolismo pulmonar. A manipulação da sonda e a aquisição das janelas, apesar de seguras, não são isentas de complicações e demandam treinamento e conhecimento anatômico específicos. Seu uso deve ser incentivado e a capacitação de profissionais em contato com o paciente crítico deve ser ampliada.

BIBLIOGRAFIA

1. Hahn RT, Abraham T, Adams MS, Bruce CJ, Glas KE, et al. Guidelines for performing a comprehensive transesophageal echocardiographic examination: recommendations from the American Society of Echocardiography and the Society of Cardiovascular Anesthesiologists. J Am Soc Echocardiogr. 2013;26(9):921-64. doi: 10.1016/j.echo.2013.07.009.

2. Porter TR, Shillcutt SK, Adams MS, Desjardins G, Glas KE, et al. Guidelines for the use of echocardiography as a monitor for therapeutic intervention in adults: a report from the American Society of Echocardiography. J Am Soc Echocardiogr. 2015;28(1):40-56. doi: 10.1016/j.echo.2014.09.009.

3. Reeves ST, Finley AC, Skubas NJ, Swaminathan M, Whitley WS, et al. Basic perioperative transesophageal echocardiography examination: a consensus statement of the American Society of Echocardiography and the Society of Cardiovascular Anesthesiologists. J Am Soc Echocardiogr. 2013 May;26(5):443-56. doi: 10.1016/j.echo.2013.02.015.

4. Salgado-Filho MF, Morhy SS, Vasconcelos HD, Lineburger EB, Papa FV, et al. Consenso sobre ecocardiografia transesofágica perioperatória da Sociedade Brasileira de Anestesiologia e do Departamento de Imagem Cardiovascular da Sociedade Brasileira de Cardiologia [Consensus on Perioperative Transesophageal Echocardiography of the Brazilian Society of Anesthesiology and the Department of Cardiovascular Image of the Brazilian Society of Cardiology]. Braz J Anesthesiol. 2018;68(1):1-32. doi: 10.1016/j.bjan.2017.07.004.

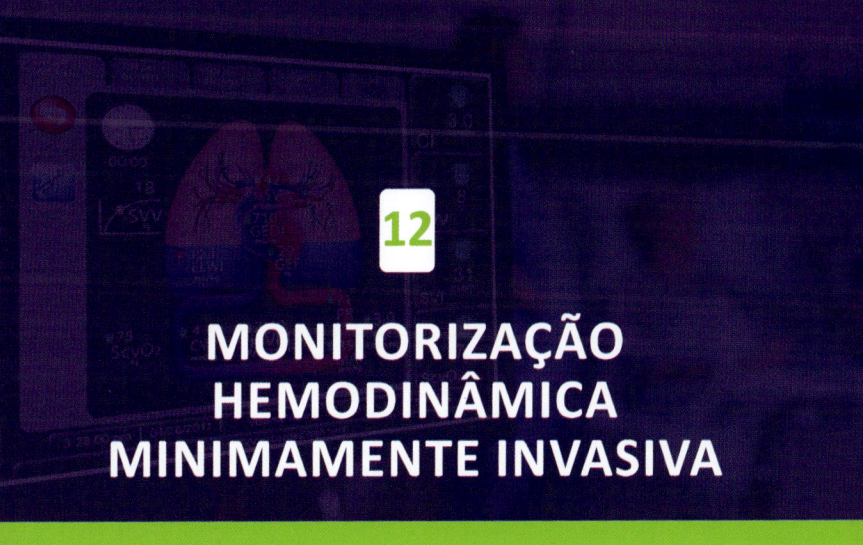

12

MONITORIZAÇÃO HEMODINÂMICA MINIMAMENTE INVASIVA

Cássia Souza Farias do Vale

→ Introdução

A monitorização hemodinâmica é imprescindível para o manejo de pacientes críticos. Além disso, é fundamental nos cuidados perioperatórios de pacientes de alto risco cirúrgico, bem como nas cirurgias de grande porte, como as cirurgias cardiotorácicas, gastrointestinais e politraumas. Adicionalmente, trata-se de uma importante ferramenta nos cuidados de patologias clínicas, como no choque séptico e na síndrome do desconforto respiratório agudo (SDRA).

A avaliação do estado hemodinâmico do paciente tem como objetivo identificar e tratar os estados de choque circulatório. Dessa forma, entende-se que a monitorização do débito cardíaco (DC) é de extrema importância para garantir a adequada perfusão tecidual do paciente, reavaliando-se continuamente a resposta ao tratamento instituído.

Existem diferentes tipos de monitorização hemodinâmica: métodos não invasivos; invasivos; e minimamente invasivos. Entretanto, não existe consenso sobre qual é o melhor, por isso a escolha será sempre desafiadora e dependerá da patologia e da gravidade do paciente.

Idealmente, a melhor monitorização seria aquela não invasiva, não operador-dependente, com menor custo-efetividade, melhor acurácia e que forneça continuamente a medida do DC em tempo real (ou com menor intervalo de tempo possível). Até o momento, na prática clínica, ainda não há relato da existência desse modelo. Com isso, é importante conhecer o funcionamento do sistema disponível em cada serviço. A forma como é feito o cálculo do DC e estabelecidas sua acurácia e sua precisão, suas tendências e de que forma se faz a sua calibração são de fundamental importância. Além disso, é necessária a *expertise* da equipe em interpretar os dados fornecidos e em garantir adequada terapêutica hemodinâmica.

O DC caracteriza-se pelo produto do volume sistólico (VS) × a frequência cardíaca (FC), e os principais determinantes do VS são pré-carga, pós-carga e contratilidade cardíaca.

$$DC = VS \times FC$$

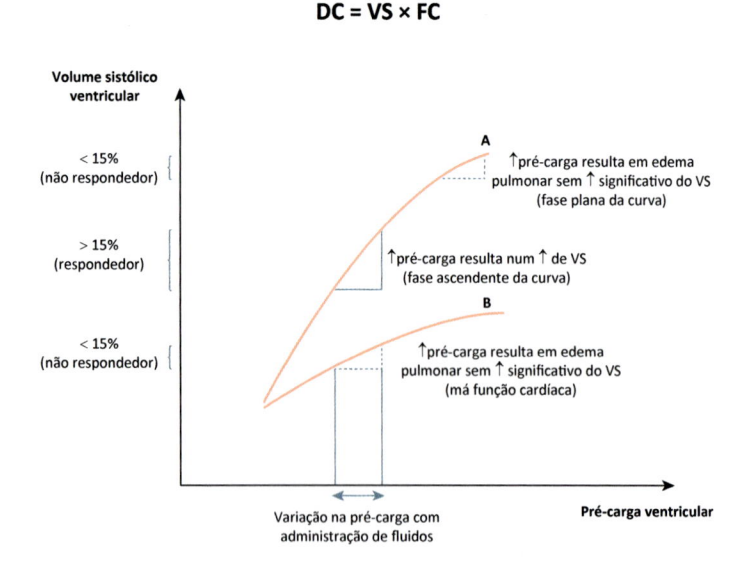

■ Figura 12.1 – Curva de Frank-Starling para avaliação de fluidorresponsividade.

VS: volume sistólico.

Fonte: Acervo pessoal dos autores.

A monitorização minimamente invasiva surgiu como alternativa ao uso do cateter de artéria pulmonar (CAP) em paciente críticos e/ou de alto risco cirúrgico.

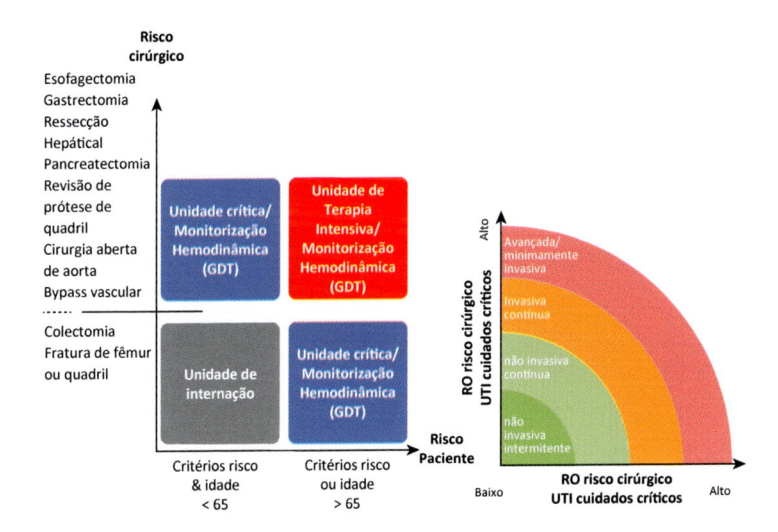

■ **Figura 12.2 – Avaliação do risco cirúrgico e da necessidade de monitorização minimamente invasiva.**

Fonte: Acervo pessoal dos autores.

Dessa forma, são calculados parâmetros hemodinâmicos pelo princípio de Fick, que analisa determinada substância em determinado tempo, formando o gráfico em onda com estimativas hemodinâmicas importantes. Além disso, é possível utilizar a formula de Stewart-Hamilton para se determinar o DC pelo principio de termodiluição que produzirá um contorno da onda de pulso arterial. Na prática clínica, durante avaliação de estado de choque, é importante lembrar que o DC é inversamente proporcional à área sob a curva.

Alguns sistemas minimamente invasivos utilizam-se do princípio da termodiluição transpulmonar como forma de calibração. Inicialmente, estima-se o DC por meio da injeção em bólus de uma substância predeterminada (água fria, lítio) que fluirá rumo ao sensor localizado mais à frente. Esse sensor mensurará o volume percorrido dessa substância por determinado tempo. Desse processo, surge um gráfico em curva de onda e, a partir dele, calcula-se o DC. Quando o sensor está integrado a uma linha arterial distal, tem-se a termodiluição transpulmonar, pois a substância injetada avança na circulação sanguínea pulmonar até chegar ao sensor conectado na pressão arterial invasiva (PAI).

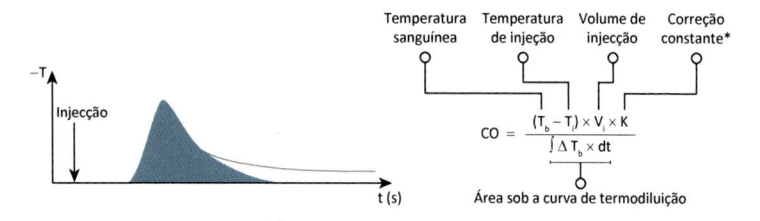

Figura 12.3 – Cálculo da termodiluição transpulmonar e algoritmo (Copyright 2022 Getinge AB).

Fonte: Acervo pessoal dos autores.

Sistemas minimamente invasivos que não necessitam de calibração não necessitam de termodiluição transpulmonar, é apenas necessário inserir no monitor dados demográficos do paciente (sexo, idade, peso e altura) e o *software* calculará o DC a partir da área sob a curva arterial. Isso é menos invasivo que os métodos calibrados por termodiluição, pois necessita apenas de linha arterial conectada ao sensor.

A análise da onda da curva depende da complacência vascular, da resistência vascular sistêmica (IRVS) e do VS. Por isso, a má qualidade na onda de PAI, a presença de balão intra-aórtico (BIA), arritmias cardíacas e de grandes variações na complacência vascular são fatores que prejudicam a acurácia do método minimamente invasivo.

Atualmente, existem os seguintes sistemas de análise do contorno da onda de pulso: PiCCO® (da Pulsion Medical Systems, de Munique, Alemanha); LiDCO plus® (de Londres, Reino Unido); VolumeView/EV 1000® e Flo-Trac/Vigileo® (ambos da Edwards LifeScience, da Califórnia, Estados Unidos da América). Cada um tem seu próprio algoritmo para realizar o cálculo.

PiCCO® (*Pulse Contour Cardiac Output*)

A tecnologia PiCCO® (Figura 12.4) é baseada em dois princípios físicos: a termodiluição transpulmonar; e a análise de contorno de pulso. Ela fornece análises hemodinâmicas contínuas, batimento a batimento, enquanto a termodiluição fornece medidas estáticas, sendo utilizada para calibração dos parâmetros de contorno de pulso.

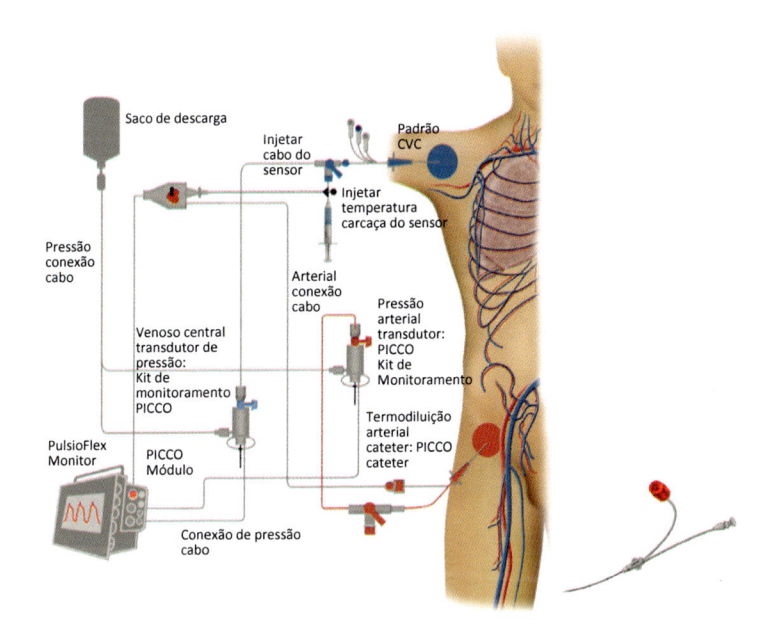

■ **Figura 12.4 – Visão geral da monitorização e do cateter PiCCO® (Copyright 2022 Getinge AB).**

CVC: cateter venoso central.

Fonte: Acervo pessoal dos autores.

Entre os parâmetros hemodinâmicos calculados, a monitorização pelo sistema da PiCCO® permite quantificar pré-carga, pós-carga e contratilidade cardíaca, a avaliação de fluidorresponsividade, quantificar o edema pulmonar e o DC (Tabela 12.1).

■ Tabela 12.1 – Parâmetros hemodinâmicos medidos pela análise do contorno de pulso.

Parâmetro/significado clínico	Valor normal
ITBVI	850 a 1.000 mL.m-2
GEDVI (pode ser relacionado à pré-carga)	680 a 800 mL.m-2
CFI (relaciona-se à contratilidade)	4,5 a 6,5 min
GEF (relaciona-se à contratilidade)	25% a 35%
EVLWI (relaciona-se a edema pulmonar)	< 7 mL.kg-1
PVPI (relaciona-se ao edema pulmonar)	1 a 3

CFI: índice de função cardíaca, do inglês, cardiac function index; EVLWI: índice de água pulmonar extravascular indexado, do inglês, extra vascular lung water index; GEDVI: volume final global diastólico indexado, do inglês, global-end diastolic volume index; GEF: fração de ejeção global, do inglês, global ejection fraction; ITBVI: volume sanguíneo intratorácico indexado, do inglês, intra thoracic blood volume; PVPI: índice de permeabilidade capilar pulmonar, do inglês, pulmonary vascular permeability index.
Fonte: Acervo pessoal dos autores.

■ Tabela 12.2 – Parâmetros hemodinâmicos registrados no PiCCO®

PiCCO® (análise contínua)	
Fluxo	Índice cardíaco (IC) Volume sistólico (VS) Fração de ejeção global (GEF)
Fluidorresponsividade	Variação do volume sistólico (VVS) Variação da pressão de pulso (VPP)
Pós-Carga	Índice da resistência vascular sistêmica (IRVS)
Contratilidade	Índice do trabalho cardíaco (ITC)
Termodiluição Pulmonar (análise estática)	
Fluxo	Índice cardíaco (IC)
Pré-carga	Volume global diastólico final (VGDF) Índice sanguíneo intratorácico (ITBI) Variação do volume sistólico (VVS)
Pós-carga	IRVS
Transpulmonar	Índice da água extravascular pulmonar (EVWLi) Índice de permeabilidade pulmonar vascular (IPPV)

Fonte: Acervo pessoal dos autores.

Ressalta-se a importância clínica das medidas da índice da água extra-vascular pulmonar (EVWL) e do índice de permeabilidade pulmonar vascular (IPPV) para guiar a ressuscitação volêmica de pacientes críticos, bem como para determinar o *status* volêmico, principalmente nos pacientes com SDRA grave.

A EVWL determina o quanto de líquido está presente no interstício e nos alvéolos pulmonares que é decorrente do aumento de permeabilidade capilar (causa infecciosa, auto-imune) ou do aumento da pressão hidrostática nos capilares (hipervolemia) ou por ambos. Sabe-se que o aumento da EVWL é uma causa importante de morbimortalidade em pacientes críticos, além disso, está relacionado a maior tempo de ventilação mecânica.

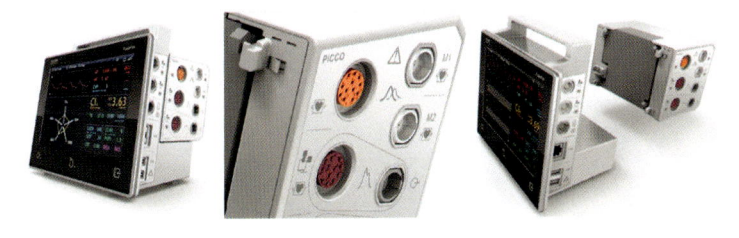

■ Figura 12.5 – Monitor PulsioFlex® e Módulo PiCCO®

Fonte: Acervo pessoal dos autores.

A análise de contorno de pulso é feita pelo cálculo da área sob a curva e com análise simultânea do seu formato cujo cálculo é realizado automaticamente pelo algoritmo PiCCO® (Figura 12.6). Como a complacência, a resistência e a elastância do território vascular são variáveis entre diferentes pacientes e, a depender do contexto hemodinâmico do mesmo paciente, faz-se necessário o princípio da termodiluição para se calibrar o aparelho em cada medida de parâmetros.

O princípio da termodiluição transpulmonar consiste em injetar um líquido frio, a uma temperatura conhecida, através de um cateter venoso central (CVC). O líquido frio circula pelas câmaras cardíacas direitas, pelos pulmões e pelas câmaras cardíacas esquerdas, alcançando a circulação sistêmica. A leitura será feito por meio de um sensor localizado em um cateter arterial invasivo (femoral ou radial), sendo, então, analisada pelo algoritmo PiCCO®.

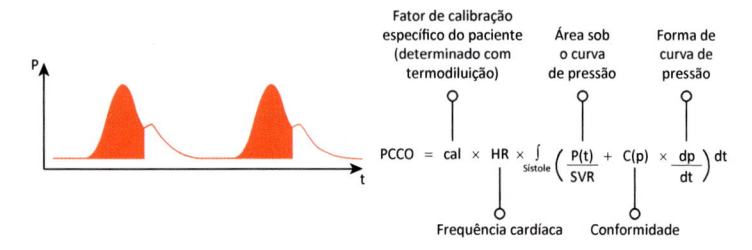

$$PCCO = cal \times HR \times \int_{\text{Sístole}} \left(\frac{P(t)}{SVR} + C(p) \times \frac{dp}{dt} \right) dt$$

Fator de calibração específico do paciente (determinado com termodiluição) — Área sob o curva de pressão — Forma de curva de pressão — Frequência cardíaca — Conformidade

■ Figura 12.6 – Análise do contorno de pulso (área sob a curva) e Algoritmo PiCCO® para cálculo.

Fonte: Acervo pessoal dos autores.

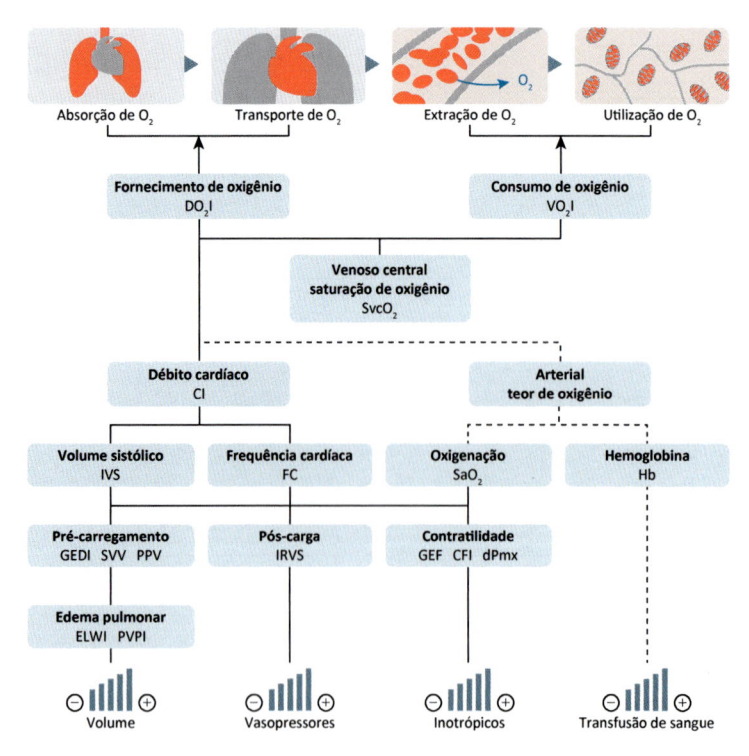

■ Figura 12.7 – Fluxograma de avaliação hemodinâmica com PiCCO® (Copyright 2022 Getinge AB).

Fonte: Acervo pessoal dos autores.

O procedimento deve ser feito três vezes em intervalos de até 10 minutos; dessa forma, a média aritmética das três curvas será o valor de termodiluição a ser analisado pelo monitor. Recomenda-se calibrar o sistema pelo menos três vezes/dia ou sempre que houver uma mudança hemodinâmica ou terapêutica significativa no paciente em questão.

As vantagens da monitorização PiCCO® incluem a aferição hemodinâmica contínua, permitir a monitorização por 10 dias ou mais, a termodiluição transpulmonar, capacidade em medir edema pulmonar e fluidorresponsividade. Contudo, o sistema evita que as medidas de pré-carga tenham interferência da ventilação mecânica invasiva.

Entre as desvantagens do PiCCO® estão a necessidade de o recalibrar quando há mudança de posição ou mudança clinicaterapêutica importante e a impossibilidade de análise adequada do contorno de pulso em pacientes com estenose aórtica grave e com BIA. Além disso, em pacientes obesos ou pneumectomizados, a medida da EVWL pode ser subestimada e, naqueles com aneurisma de aorta ou variações importantes no tônus vascular, é possível superestimar o volume global diastólico final (VGDF) e o índice sanguíneo intratorácico (ITBI).

→ LiDCO® plus

É um método calibrado, portanto que necessita de termodiluição transpulmonar, no qual se utiliza a injeção de 0,5 a 2 mL de cloreto de lítio, via acesso venoso central ou periférico, para gerar a área sob a curva e, então, calcular o DC. Para realização do cálculo, utiliza-se a equação de Stewart-Hamilton.

Devido à dificuldade em se diferenciar o íon lítio do íon sódio na corrente sanguínea, é necessário usar um fator de correção para sódio no momento dos cálculos. Além disso, também é necessário um fator de correção para hematócrito em virtude da distribuição do lítio no plasma. Recomenda-se calibrar o monitor três vez/dia ou sempre que houver mudança hemodinâmica ou terapêutica importante.

O LiDCO® plus também obtém valores de volume intratorácico sanguíneo, variação da pressão de pulso (VPP), variação do volume sistólico (VVS) e resistência vascular sistêmica (RVS). As desvantagens são relacionadas a alterações na complacência vascular, além disso, não poder ser utilizado em pacientes usuários crônicos de lítio e que estejam em uso de bloqueadores neuromusculares porque esses fatores reduzem a acurácia do método.

LiDCO® rapid é uma forma não calibrada da mesma tecnologia.

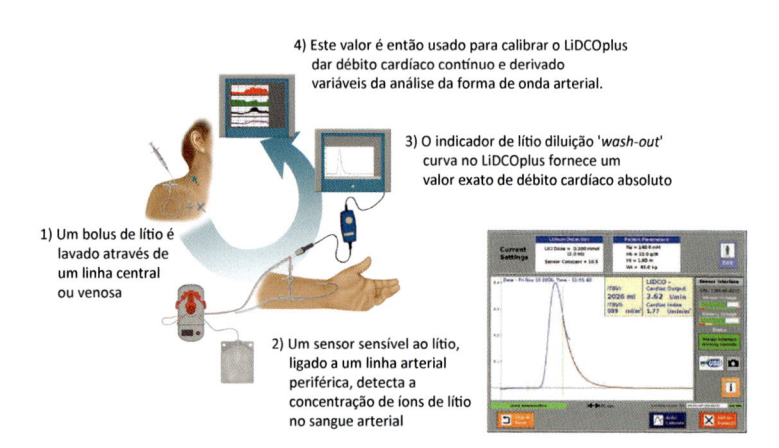

4) Este valor é então usado para calibrar o LiDCOplus dar débito cardíaco contínuo e derivado variáveis da análise da forma de onda arterial.

3) O indicador de lítio diluição '*wash-out*' curva no LiDCOplus fornece um valor exato de débito cardíaco absoluto

1) Um bolus de lítio é lavado através de um linha central ou venosa

2) Um sensor sensível ao lítio, ligado a um linha arterial periférica, detecta a concentração de íons de lítio no sangue arterial

■ Figura 12.8 – Cálculo do débito dardíaco no LiDCO® plus.

Fonte: Acervo pessoal dos autores.

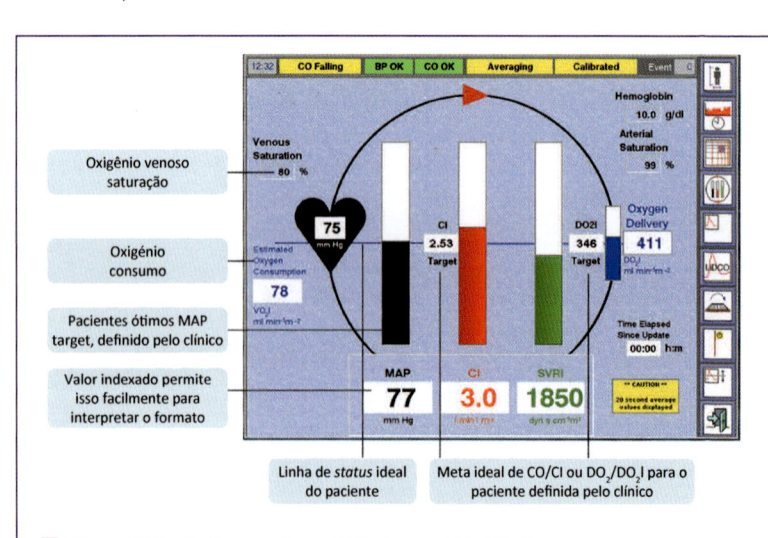

Oxigênio venoso saturação

Oxigênio consumo

Pacientes ótimos MAP target, definido pelo clínico

Valor indexado permite isso facilmente para interpretar o formato

Linha de *status* ideal do paciente

Meta ideal de CO/CI ou DO₂/DO₂I para o paciente definida pelo clínico

■ Figura 12.9 – Parâmetros hemodinâmicos no LiDCO® plus.

Fonte: Acervo pessoal dos autores.

→ VolumeView®/EV 1000®

É um método calibrado para cálculo do DC que necessita de um CVC e de uma linha arterial invasiva. Para termodiluição transpulmonar, injeta-se soro gelado via central, que é analisado distalmente pelo sensor VolumeView® que, por sua vez, fornecerá uma curva a fim de calcular o DC na plataforma EV 1000®.

A calibração pode ser feita uma vez/dia ou sempre que houver mudança hemodinâmica ou terapêutica importantes. Esse método também fornece valores de pressão venosa central (PVC), saturação venosa central (SVcO$_2$), água extravascular pulmonar (acrônimo em inglês EVWL), volume diastólico final global (VDFG), índice cardíaco (IC), IPPV, RVS, VVS, entre outros.

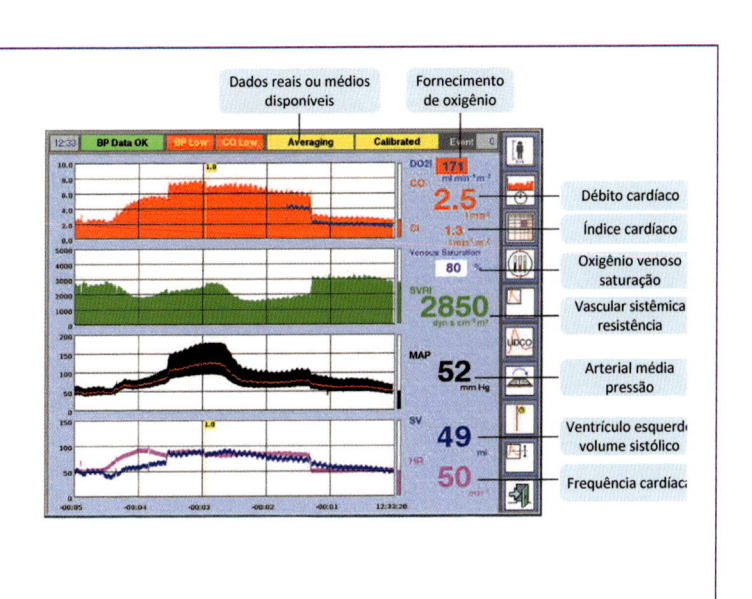

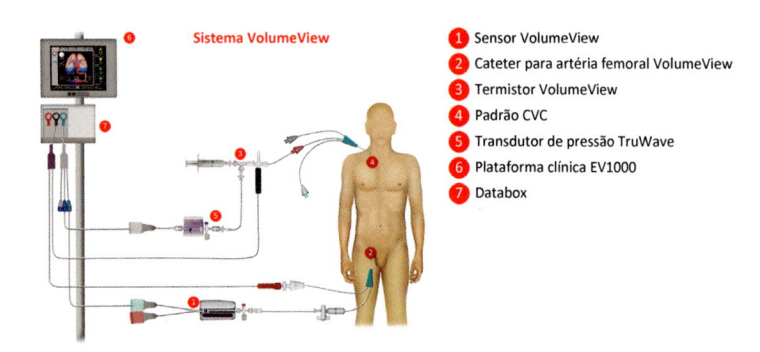

Sistema VolumeView

1 Sensor VolumeView
2 Cateter para artéria femoral VolumeView
3 Termistor VolumeView
4 Padrão CVC
5 Transdutor de pressão TruWave
6 Plataforma clínica EV1000
7 Databox

■ Figura 12.10 – Visão geral VolumeView® (Copyright 2022 Edwards Lifesciences).

CVC: Cateter venoso central.

Fonte: Acervo pessoal dos autores.

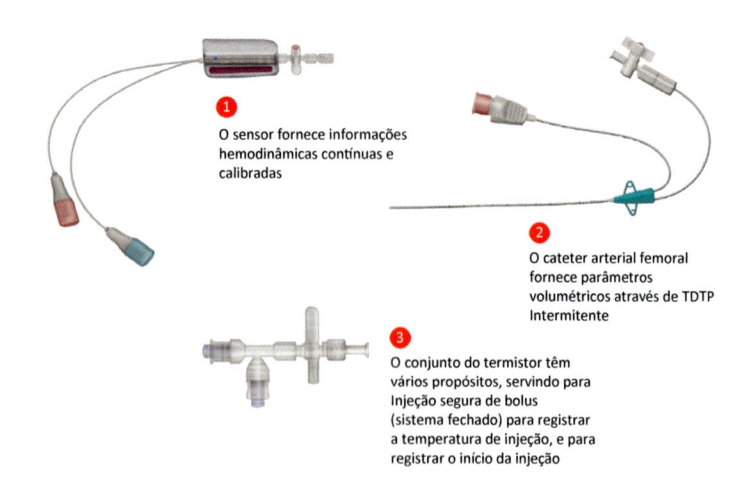

1 O sensor fornece informações hemodinâmicas contínuas e calibradas

2 O cateter arterial femoral fornece parâmetros volumétricos através de TDTP Intermitente

3 O conjunto do termistor têm vários propósitos, servindo para Injeção segura de bolus (sistema fechado) para registrar a temperatura de injeção, e para registrar o início da injeção

■ Figura 12.11 – Componentes do sensor VolumeView® (Copyright 2022 Edwards Lifesciences).

TDTP: termodiluição transpulmonar.

Fonte: Acervo pessoal dos autores.

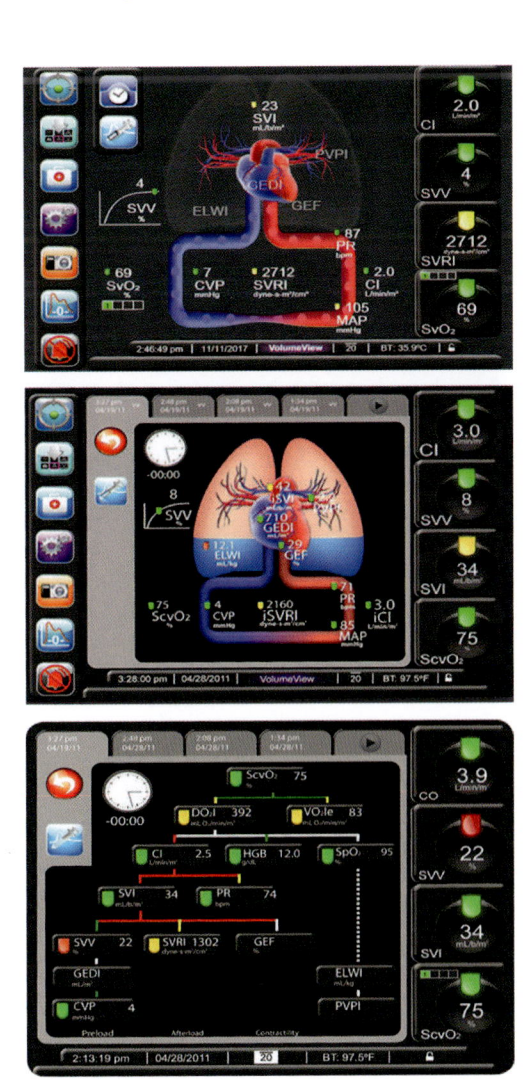

■ Figura 12.12 – Monitorização Hemodinâmica no EV 1000® (Copyright 2022 Edwards Lifesciences).

Fonte: Acervo pessoal dos autores.

➡ FloTrack®/Vigileo®

Esse método surgiu no ano de 2005 e não necessita de calibração, portanto não utiliza termodiluição transpulmonar. O cálculo do DC se dá a partir de dados biométricos (idade, sexo, peso e altura) e seu algoritmo estima o VS conforme a pulsatilidade (análise das ondas arteriais) e do cálculo do fator *K* relacionado à complacência e à resistência vascular. Necessita apenas dae cateter arterial invasivo (sem preferência de sítio) que será conectado ao monitor Vigileo®. São obtidos parâmetros de VVS, RVS e DC.

Durante anos, tem-se comparado a monitorização hemodinâmica do FloTrack®/Vigileo® a outros métodos que utilizam a termodiluição pulmonar. Na 1ª geração (*software* versão 1.07), havia pouca acurácia nos choques vasoplégicos em razão da grande variabilidade na complacência vascular (muita vasodilatação). As últimas gerações (versão 3.02) melhoraram a acurácia, porém estudos comparativos mostram que FloTrack®/Vigileo® ainda tem 25% de erro em choques vasoplégicos quando comparadas aos métodos de termodiluição transpulmonar.

Entre as limitações que reduzem a acurácia da análise dos dados hemodinâmicos, estão: má qualidade da PAI (*underdamping, overdamping*); vasoconstrição periférica importante; arritmias cardíacas; insuficiência aórtica importante; e sindromes aórticas que comprometam a complacência vascular.

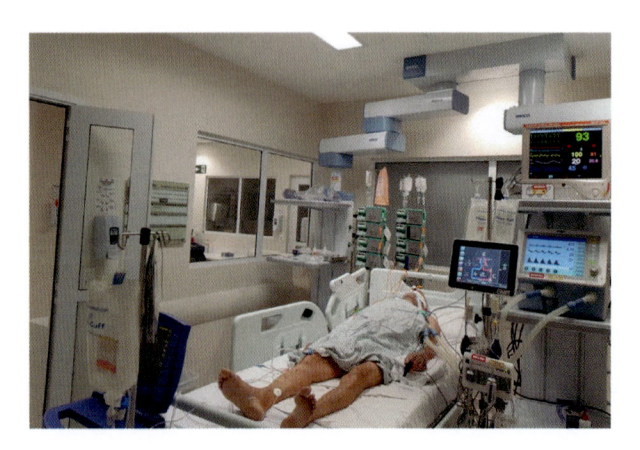

■ Figura 12.13 – Monitorização Hemodinâmica com FloTrac®/Vigileo® em paciente crítico.

Fonte: Acervo pessoal dos autores.

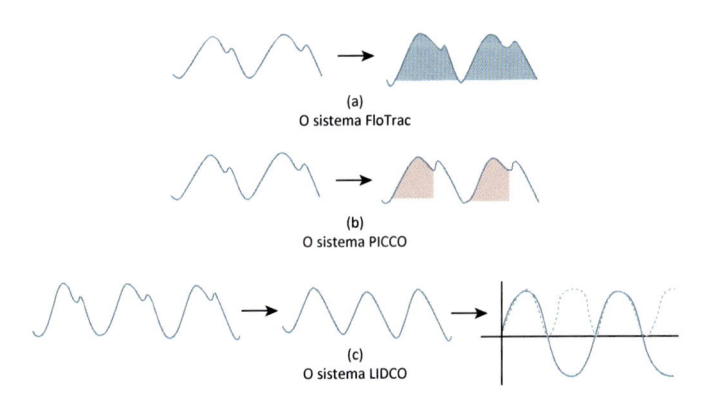

(a)
O sistema FloTrac

(b)
O sistema PICCO

(c)
O sistema LIDCO

■ Figura 12.14 – Comparativo da análise da curva conforme os métodos FloTrac®, PiCCO® e LiDCO®.

Fonte: Acervo pessoal dos autores.

■ Considerações finais

A monitorização hemodinâmica do paciente crítico e de alto risco cirúrgico tem evoluído nas últimas duas décadas para tecnologias não invasivas ou minimamente invasivas. Ainda não existe sistema ideal, porém se sabe que quanto mais grave o paciente, mais avançada deve ser a monitorização para que se obtenha a maior quantidade de parâmetros hemodinâmicos possíveis.

Identificar corretamente o tipo de choque (vasoplégico/séptico, cardiogênico ou hipovolêmico) e tratá-lo adequadamente são as metas a serem cumpridas. Para isso, é importante estratificar os riscos do paciente e individualizar a melhor monitorização hemodinâmica para ele (Tabela 12.3).

■ Tabela 12.3 – Monitorização hemodinâmica conforme a estratificação de risco.

Risco Individual do Paciente				
	Alto	Básica + Contínua + Invasiva (VS, DC, VPP,VVS, PVC, SVcO$_2$, EVWL, IPPV) ECO TT point of care	Básica + Contínua + Invasiva (VS, DC, VPP,VVS, PVC, SVcO$_2$, EVWL, IPPV) ECO TT *point-of-care*	Básica + Contínua + Invasiva (VS, DC, VPP,VVS, PVC, SVcO$_2$, EVWL, IPPV) ECO TT *point-of-care*
	Intermediário	Básica + Contínua + Não invasiva Ou Invasiva (VS, DC, VPP,VVS) ECO TT *point-of-care*	Básica + Contínua + Invasiva (VS, DC, VPP,VVS, PVC, SVcO$_2$) ECO TT *point-of-care*	Básica + Contínua + Invasiva (VS, DC, VPP,VVS, PVC, SVcO$_2$, EVWL, IPPV) ECO TT *point-of-care*
	Baixo	Básica + Intermitente + Não invasiva	Básica + Contínua + Não invasiva Ou Invasiva (VS, DC, VPP,VVS)	Básica + Contínua + Invasiva (VS, DC, VPP,VVS, PVC)
		Baixo	**Intermediário**	**Alto**
		Risco cirúrgico		

DC: débito cardíaco; EVWL: índice da água extravascular pulmonar; IPPV: índice de permeabilidade pulmonar vascular; PVC: pressão venosa central; SVcO2: saturação venosa central; VPP: variação da pressão de pulso; VS: volume sistólico; VVS: variação do volume sistólico.<
Fonte: Acervo pessoal da autoria.

■ Tabela 12.4 – Resumo da monitorização hemodinâmica.

	Método	Invasivo	Débito Cardíaco Intermitente	Débito Cardíaco Contínuo	Variáveis Adicionais	Limitações
PiCCO	Análise contorno de pulso calibrada com termodiluição transpulmonar	Linha arterial invasiva com termistor	Termodiluição transpulmonar	Atualizado a cada 3 segundos	VGDF, VEVP, VVS, VPP	Arritmias cardíacas, *shunt* intracardíaco/extracardíaco, estenose aórtica, uso de BIA, grandes variações de temperatura, doença arterial grave
LiDCO	Análise de contorno de pulso calibrada com lítio transpulmonar	Linha arterial invasiva com sensor	Lítio transpulmonar	Atualizado a cada 3 segundos	VVS, VSC	Arritmias cardíacas, *shunt* intracardíaco/extracardíaco, uso de BIA, grandes variações de temperatura, uso terapêutico de Lítio, bloqueadores neuromusculares
FloTrac/Vigileo	Análise da área (arterial) sob a curva com dados antropométricos do paciente	Linha arterial invasiva	xxxx	Batimento a batimento Atualizado a cada 20 segudos	VVS	Arritmias cardíacas, *shunt* intracardíaco/extracardíaco, uso de BIA, ventilação espontânea

BIA: balão intra-aórtico; VEVP: volume extravascular pulmonar; VGDF: volume global diastólico final; VPP: variação da pressão de pulso; VSC: volume sanguíneo central; VVS: variação do volume sistólico.
Fonte: Acervo pessoal dos autores.

■ Tabela 12.5 – Resumo geral dos parâmetros hemodinâmicos minimamente invasivos

			Oxigenação venosa central - equilíbrio da oxigenação (Carga de oxigênio do sangue venoso após passar pelos órgãos)
Fornecimento de oxigênio			Consumo de O_2 (consumo de O_2 por órgãos)
			Entrega de O_2 (entrega de O_2 via sangue para órgãos)
			Hemoglobina (transportador de oxigênio no sangue)
			Saturação de oxigênio arterial / capilar (carga de oxigênio do sangue arterial)
	Fluxo sanguíneo		Fluir
			Cronotropia
		Volume sistólico	Pré-carregamento
			Pós-carga
			Contratilidade
			Pulmão
			Fígado

Os valores absolutos (valores não indexados) só são utilizáveis em telas de tendência e não têm intervalo normal. *Uma $SvcO_2$ alta-normal/alta pode ser um sinal de utilização insuficiente de O_2. **14-18 g/dl (masculino): 12 a 16 g/dL (feminino). ***SVV e VPP só são aplicáveis em pacientes totalmente ventilados com volume corrente ≥ 8 mL/kg PBW (peso corporal previsto) e sem arritmias cardíacas

Fonte: Adaptada de

	ScvO₂	70% a 80%
	VO₂I	125 a 175 mL/min/m²
	DO₂I	400 a 650 mL/min/m²
	Hb**	8,7 a 11,2 mmol/L (Male) 7,5 a 9,9 mmol/L (Fêmea)
	SaO₂/SpO₂	96% a 100%
Índice Cardíaco (Trend, Cal, td, PC)	CI	3 a 5 L/min/m²
Frequência Cardíaca/Frequência de Pulso	HR/PR	60 a 100 1/min
Índice de Volume Sistólico (Saída por batimento cardíaco)	IVS	40 a 60 mL/m²
Índice Global de Volume Enddiastólico (Volume de sangue no coração) Índice de Volume de Sangue Intratorácico (Volume de sangue no coração e pulmões) Variação do Volume de Curso (Responsividade dinâmica a fluidos) Variação de Pressão de Pulso (Responsividade dinâmica de fluidos)	GEDI ITBI SVV*** PPV***	680 a 800 mL/m² 850 a 1000 mL/m² < 10% < 10%
Índice de Resistência Vascular Sistêmica (Resistência do sistema vascular) Pressão Arterial Média	IRVS MAPA	1.700 a 2.400 dyn*s*cm-⁵*m² 70 a 105 mmHg
Fração de Ejeção Global (Razão entre o volume sistólico e a pré-carga) Contratilidade do Ventrículo Esquerdo (Aumento da pressão arterial ao longo do tempo) Índice de Função Cardíaca (Razão entre CI e pré-carga) Índice de Potência Cardíaca (Desempenho cardíaco global)	GEF dPmx TPI CPI	25% a 35% Informações sobre tendências – mmHg/s 4,5 a 6,5 1/min 0,5 a 0,7 W/m²
Índice de Água Pulmonar Extravascular (Edema pulmonar) Índice de Permeabilidade Vascular Pulmonar (Permeabilidade do tecido pulmonar)	ELWI PVPI	3,0 a 7,0 mL/kg 1,0 a 3,0
Taxa de Desaparecimento Plasmático ICG (Desempenho do fígado) Taxa de retenção de ICG após 15 minutos (Desempenho do fígado)	PDR R15	18% a 25%/min 0% a 10%

BIBLIOGRAFIA

1. Argueta E, et al. FloTrac® monitoring system: what are its uses in critically ill medical patients? Review Article. Am J Med Sci. 2015;349(4):352-6.

2. Bein B, Renner J. Best practice & research clinical anaesthesiology: advances in haemodynamic monitoring for the perioperative patient: perioperative cardiac output monitoring. 2019;33(2):139-53.

3. Cecconi M, De Backer D, Antonelli M, et al. Consensus on circulatory shock and hemodynamic monitoring. Task force of the European Society of Intensive Care Medicine. Intensive care medicine. 2014;40(12):1795-815.

4. Cecconi M, Fawcett J, Grounds RM, Rhodes A. A prospective study to evaluate the accuracy of pulse power analysis to monitor cardiac output in critically ill patients. BMC Anesthesiology. 2008;8(3).

5. Fellahi JL, et al. Perioperative hemodynamic optimization: from guidelines to implementation – an experts' opinion paper. Ann. Intensive Care. 2021;11:58.

6. Hatanaka DM, et al. Monitorização hemodinâmica. In: Sociedade Brasileira de Anestesiologia. Nunes RR, Bagatini A, Duarte LTD (orgs). PROANESTESIA Programa de Atualização em Anestesiologia: Ciclo 1. Porto Alegre: Artmed Panamericana, 2018;2:51-76.

7. Michard F, Futier E, Saugel B. Shedding light on perioperative hemodynamic monitoring. J Clin Monit Comput. 2020;34(4)621-24.

8. Jozwiak M, Teboul JL, Monnet X. Extravascular lung water in critical care: recent advances and clinical applications. Ann. Intensive Care. 2015;5:38.

9. Litton E, Morgan M. The PiCCO monitor: a review. Anaesth Intensive Care. 2012;40:393-409.

10. Michard F, Futier E, Saugel B. Shedding light on perioperative hemodynamic monitoring.

11. Pour-Ghaz I, et al. Accuracy of non-invasive and minimally invasive hemodynamic monitoring: where do we stand? Review Article. Ann Transl Med. 2019;7(17):421-33.

12. Rhodes A, Sunderland R. Arterial pulse power analysis: the LiDCOTMplus system. In: Uptodate in intensive care medicine – functional hemodynamic monitoring. Pinsky MR, Payen D (Eds). Springer Berlin, Heidelberg 2005. eBook ISBN 978-3-540-26900-7.

13. Saugel B, Vincent JL. Cardiac output monitoring: how to choose de optimal method for the individual patient. Curr Opin Crit Care 2018/;24:000-000.

14. Vincent JL, Joosten A, Saugel B. Hemodynamic monitoring and support. Critical Care Medicine. 2021;49(10):1638-50.

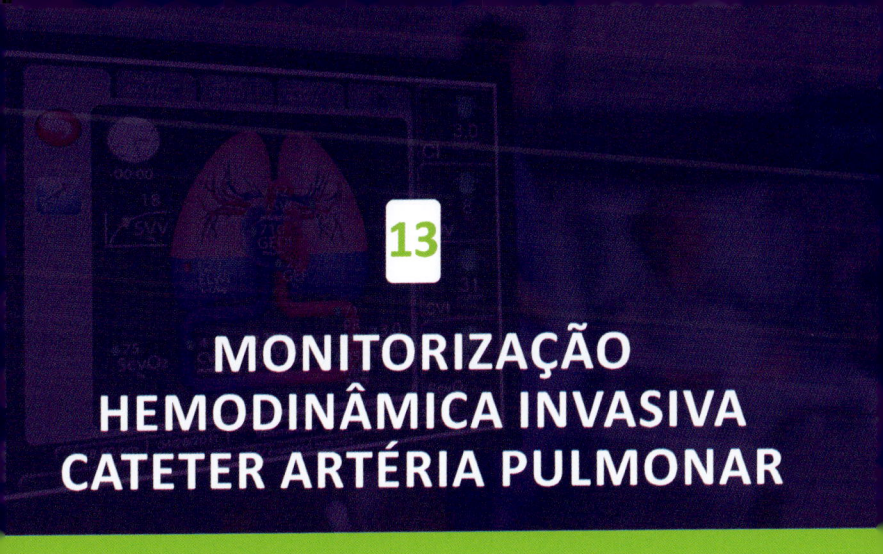

Barbara Camarco do Lago Arcoverde

→ Introdução

O choque é condição de alta mortalidade na unidade de terapia intensiva (UTI), especialmente se houver atraso na ressuscitação desses pacientes. Ocorre quando há um desbalanço entre a oferta (DO_2) e o consumo de oxigênio (VO_2) dos tecidos. Conforme abordado nos capítulos anteriores, em situações normais, a VO_2 é independente da DO_2, pois a taxa de extração (TEO_2) varia de acordo com a demanda de O_2 celular para manter o metabolismo adequado. Porém, isso acontece até certo limite. A partir de determinado valor, denominado "DO_2 crítica", a VO_2 não é mais capaz de manter-se estável e começa a se reduzir, gerando metabolismo anaeróbio, disfunções orgânicas e óbito se não revertida adequadamente, conforme visualizado na Figura 13.1.

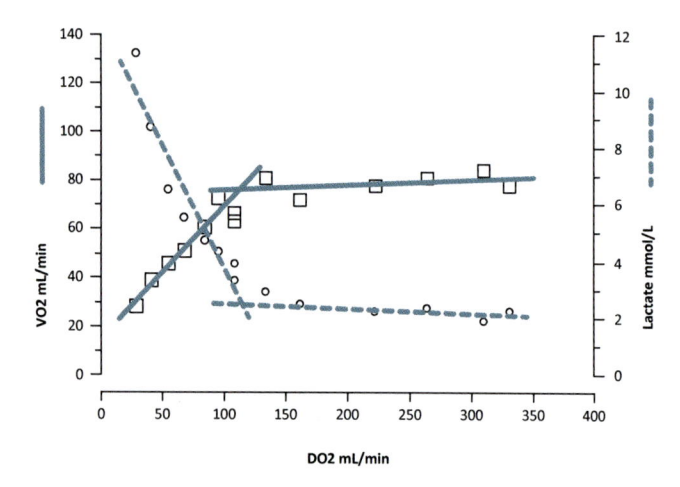

■ Figura 13.1 – Relação entre VO_2 e DO_2 quando DO_2 é agudamente reduzida por tamponamento ou hemorragia em animais anestesiados (dados coletados de vários estudos). Observe que os níveis de lactato aumentam enquanto a DO_2 se reduz a partir de um valor criticamente baixo (DO_2 crítica).

Fonte: Adaptada de Vincent, De Backer, 2004.

Para manejo eficiente do paciente com choque, é essencial entender do que depende a oferta de oxigênio e como é possível otimizá-la nesses cenários.

A DO_2 é determinada pelo produto do débito cardíaco (DC) e do conteúdo arterial de oxigênio (CaO_2). Este é dependente principalmente do valor da hemoglobina (Hb) e da saturação de oxigênio ($SatO_2$), enquanto o DC é influenciado por frequência cardíaca (FC) e volume sistólico (VS), como se pode visualizar nas fórmulas seguintes:

$$DO_2 = DC \times CaO_2$$
$$CaO_2 = 1,39 \times Hb \times SatO_2 + (0,003 \times PaO_2)$$
$$DC = FC \times VS$$

DO_2: quantidade de oxigênio ofertada em L/min

DC: débito cardíaco L/min

Hb: concentração de hemoglobina em gramas/L

SaO_2: saturação de hemoglobina, expressão em fração

$PaO_2 \times 0,003$: representa a fração de oxigênio dissolvida no plasma, em mL

FC: frequência cardíaca em bpm

VS: volume sistólico, ejetado a cada batimento, em L

Entendendo as fórmulas acima, conclui-se que a DO_2 é, então, dependente do produto de CaO_2, FC e VS, sendo este último influenciado por contratilidade e pré-carga.

Apesar de hipotensão arterial não ser obrigatória para um estado de choque, ela se apresenta de forma comum nesses pacientes. Isso ocorre porque a PAM é o produto do DC pela resistência vascular sistêmica (RVS). Sendo assim, é possível encontrar hipotensão em situações de alterações de FC (p. ex., taquiarritmias ou bradiarritmias), alterações em contratilidade (como em infarto agudo do miocárdio ou miocardiopatias), alterações de pré-carga (como hipovolemia, tamponamento cardíaco ou tromboembolismo pulmonar) ou alterações em resistência vascular sistêmica (p. ex., sepse, anafilaxia, uso de alguns medicamentos ou choque neurogênico).

A monitorização hemodinâmica é essencial nesses cenários. Além de auxiliar no diagnóstico, junto ao exame físico, é capaz de fornecer informações de múltiplas variáveis envolvidas no mecanismo do choque, possibilitando um manejo mais adequado e assertivo. É capaz ainda de orientar a execução de ações antes mesmo de alguma piora efetiva, antecipando problemas e acompanhar o resultado de cada intervenção.

O cateter de Swan-Ganz foi por muito tempo considerado uma ferramenta importante na monitorização hemodinâmica. Apesar de atualmente ser menos utilizado, ainda é objeto de comparação na validação de novos dispositivos e permanece como padrão-ouro para aferição de DC.

→ Cateter de Swan-Ganz

A história do cateter de artéria pulmonar se iniciou há quase 100 anos. O primeiro cateter foi criado pelo Dr. Warner Forssmann, em 1929, que o introduziu em seu próprio coração, mostrando que era possível a cateterização do átrio direito.

Em 1956, Dr. Forssmann, Dr. Cournand e Dr. Richards receberam o prêmio Nobel de Medicina por desenvolverem cateteres que podiam progredir até artérias pulmonares, possibilitando o estudo da fisiopatologia de cardiopatias congênitas e adquiridas.

Finalmente, em 1970, Dr. Swan e Dr. Ganz (Figura 13.2) criaram cateteres direcionados por fluxo através de um balonete insuflado em sua extremidade. No mesmo ano, eles publicaram os primeiros artigos descrevendo sua experiência e mostrando que o dispositivo poderia ser utilizado à beira-leito e sem necessidade de fluoroscopia.

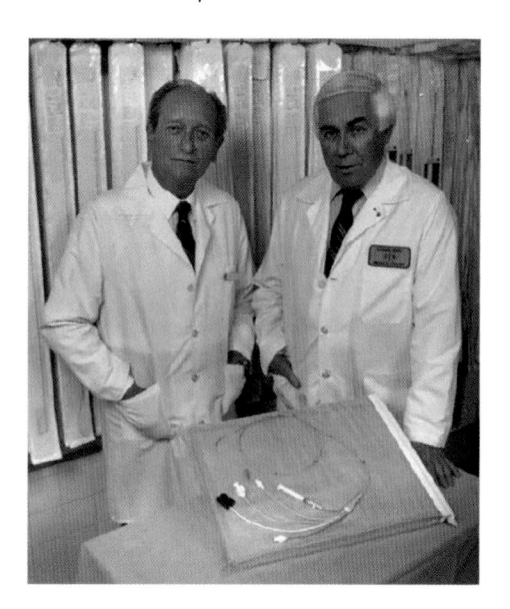

■ Figura 13.2 – Dr. William Ganz e Dr. Swan HJC.

Fonte: Fornecida como cortesia ao Dr Petez Ganz, chefe de Cardiologia do San Francisco General Hospital, Universidade da Califórnia, São Francisco.

O dispositivo mede 110 cm de comprimento e 5 a 8 french de diâmetro. Tem os seguintes elementos, conforme a Figura 13.3:

→ A: porção vermelha, onde será injetado ar para insuflação do balonete na ponta do cateter.

→ B: via acessória branca que se conecta a um lúmen a 30 cm da ponta do cateter e é utilizada para infusões.

→ C: porção distal amarela que se conecta a um lúmen na ponta do cateter que medirá as pressões durante a inserção.

→ D: porção proximal azul que se conecta a um lúmen a 30 cm da ponta do cateter. Após locada, esta medirá as pressões do átrio direito (AD).

→ E: porção com termistor que termina na ponta do cateter e é responsável pela mensuração do DC por termodiluição.

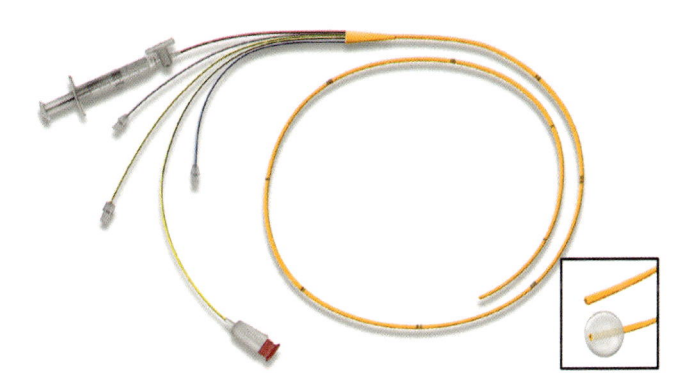

■ **Figura 13.3 – Cateter de artéria pulmonar.**

Fonte: Adaptada de Kelly, Rabbani, 2013.

O cateter de artéria pulmonar deve ser passado sob técnica estéril. Os acessos mais indicados são a veia jugular interna direita (VJID) e a veia subclávia esquerda (VSCE) porque, anatomicamente, facilitam a progressão para a artéria pulmonar.

É inserido um introdutor segundo a técnica de Seldinger, preferencialmente guiado por ultrassonografia. Posteriormente, é introduzido o cateter até 15 cm e, então, insuflado o balonete. Avançando mais alguns centímetros, visualiza-se a curva de pressão de AD (normalmente 15 cm a 20 cm das VJID e VSCE,

40 cm a 50 cm da veia femoral). Após introduzir mais 5 cm a 10 cm, observa-se a curva de pressão de VD. Avançando mais 5 cm a 10 cm novamente, será transmitida a curva de pressão da artéria pulmonar (PAP). Deve-se, então, introduzir o cateter mais alguns centímetros até o encunhamento, quando se identifica a pressão de oclusão da artéria pulmonar (POAP).

As curvas estão representadas na Figura 13.4.

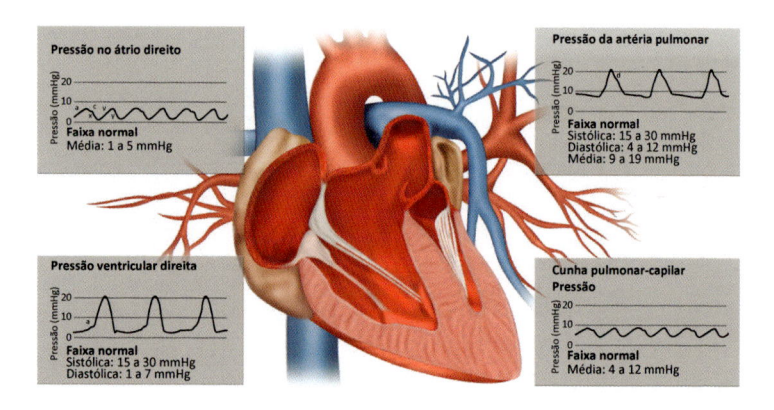

⬛ Figura13.4 – Ondas de pressão no coração direito e na artéria pulmonar.

Fonte: Adaptada de Kelly, Rabbani, 2013.

É importante realizar radiografia de tórax de controle após a passagem do cateter a fim de se descartarem complicações como pneumotórax e checar o correto posicionamento conforme a Figura 13.5. Idealmente, a ponta do cateter não deve ultrapassar em mais de 5 cm a linha média para minimizar riscos de perfuração.

O cateter de artéria pulmonar deve estar locado na zona 3 de West. A importância disso é que, nessa zona, tanto as pressões arteriais como as venosas da vasculatura pulmonar são superiores à pressão alveolar. Dessa forma, quando o balonete é insuflado, forma-se uma coluna de fluido persistente e contínua possibilitando a medida da pressão capilar pulmonar. Se o cateter é locado nas zonas 1 e 2, onde a pressão alveolar é mais importante, o leito vascular é colapsado quando o balonete é insuflado, impedindo a medida fidedigna da POAP (Figura 13.6).

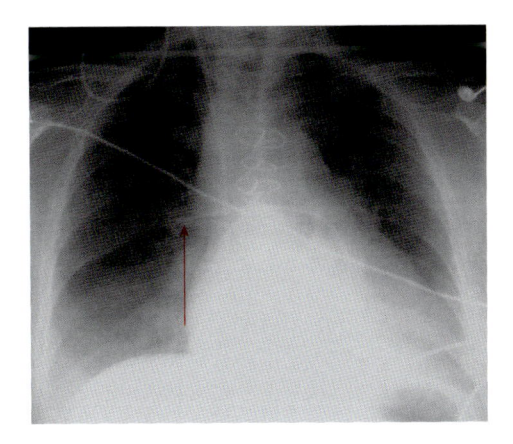

■ Figura 13.5 – Posicionamento do cateter de artéria pulmonar (CAP) na radiografia.

Fonte: Adaptada de Gouvea, et al., 1992.

Geralmente, o balonete insuflado conduzirá o cateter para a zona correta, mas é sempre sugerido que confirme o posicionamento por meio de uma
radiografia de tórax lateral com visualização da ponta do cateter de artéria
pulmonar (CAP) na altura ou abaixo do átrio esquerdo (AE).

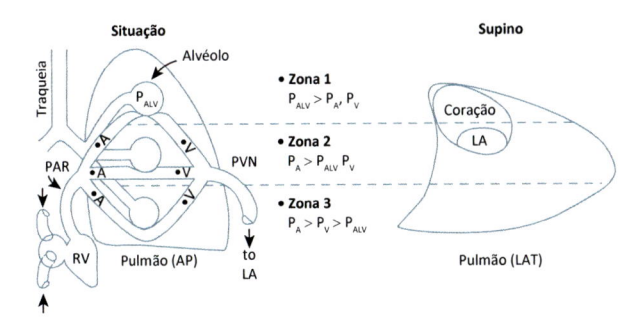

■ Figura 13.6 – Zonas de West.

A: arterial; AP: anteroposterior; LA: átrio esquerdo; LAT: lateral; PA: pressão arterial; PAR: artéria pulmonar; PV: pressão venosa; PVN: veia pulmonar; RV: ventrículo direito; V: veia.

Fonte: Adaptada de Vallabhan, 1994.

⇥ Interpretando as curvas

Durante a inserção do CAP, é essencial a monitorização das curvas de pressão para se identificar a localização da ponta do cateter. Estas podem ser visualizadas na Figura 13.7.

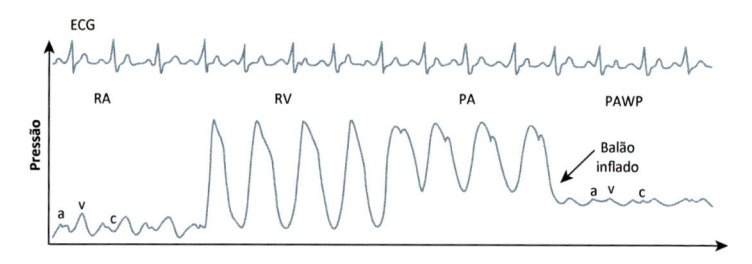

■ Figura 13.7 – Composição do traçado de pressão do coração direito.

a: onda A; c: onda C; ECG: eletrocardiograma; PA: pressão de artéria pulmonar, PAWP: pressão de oclusão de artéria pulmonar; RA: pressão arterial direita; RV: pressão ventricular direita, v: onda v.

Fonte: Adaptada de Vallabhan, 1994.

A curva de pressão do AD é composta pela onda a (causada pela contração atrial), onda c (causada pelo fechamento da valva tricúspide), onda x (causada pelo relaxamento atrial), onda v (causada pelo enchimento atrial no fim da sístole) e onda y (causada pelo esvaziamento do AD após abertura da valva tricúspide).

Relacionar as ondas de pressão do AD ao eletrocardiograma (ECG) é uma forma de facilitar o reconhecimento delas. Os pontos de maior interesse são onda a (que aparece após a onda P no ECG) e onda v (que aparece após a onda T do ECG) (Figura 13.8).

As pressões normais do AD variam entre 0 e 8 mmHg.

A curva de pressão do VD apresenta uma morfologia diferente. É formada também de uma pequena onda a (que representa a sístole atrial) e seguida de uma ascenção e uma queda, que representam a sístole e a diástole ventricular respectivamente. É possível notar que, durante a diástole, a pressão aumenta lenta e progressivamente por causa do enchimento passivo.

Nessa câmara, as pressões sistólicas variam entre 15 e 30 mmHg, enquanto as pressões diastólicas variam entre 1 e 7 mmHg.

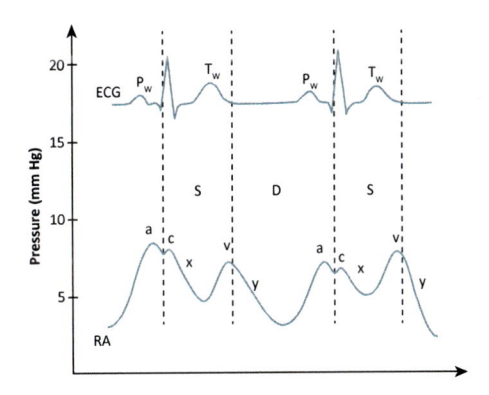

■ Figura 13.8 – Traçado de pressão atrial direita (a-c-x-v-y).

D: diástole; ECG: eletrocardiograma; Pw: onda P; RA: onda de pressão atrial direita; S: sístole; Tw: onda T.

Fonte: Adaptada de Vallabhan, 1994.

A curva seguinte apresenta-se quando o cateter encontra-se na artéria pulmonar. Esta é caracterizada por rápidas ascenção e descenção (resultantes da sístole e da diástole ventriculares respectivamente), com presença de entalhe, denominado "nó dicrótico", que representa o fechamento da válvula pulmonar. Os valores normais de pressão sistólica são entre 15 e 30 mmHg, os de pressão diastólica são entre 4 e 12mmHg e as pressões médias variam entre 9 e 19 mmHg.

Quando o cateter é encunhado e obtém-se a medida da POAP (e indiretamente do AE), é possível observar uma onda com morfologia semelhante à do AD. Porém, comparada com essa última, a POAP pode ter uma maior variação durante a respiração, especialmente se sob ventilação mecânica com pressão positiva expiratória final (PEEP) acima de 10 cmH$_2$O. As pressões médias variam entre 4 e 12 mmHg.

Por causa da elevada variação da POAP durante a ventilação, é imprescindível que ela seja medida sempre no fim da inspiração, quando a pressão pleural e a alveolar se tornam equivalentes à pressão atmosférica. Como alguns monitores não são capazes de identificar o momento do ciclo respiratório, o ideal é que ela seja calculada pelo traçado da pressão, e não de forma automática pelo computador.

Em casos de PEEP acima de 10 cmH$_2$O, a zona 3 de West é convertida em zonas 1 ou 2. Dessa forma, uma regra prática utilizada é que para cada 5 cmH$_2$O de PEEP acima de 10, a pressão pleural deve aumentar aproximadamente 2 pontos. Esse incremento na pressão pleural deve ser subtraído da POAP medida para se obter a POAP real.

Apesar desses cuidados, sempre que o paciente estiver em ventilação mecânica sob PEEP acima de 10 cmH$_2$O, deve- se utilizar outros parâmetros de avaliação hemodinâmica, pois, nesse caso, a POAP não será totalmente fidedigna.

➡️ Parâmetros do Swan-Ganz

O cateter de Swan-Ganz faz o cálculo do débito cardíaco pelo princípio da termodiluição pulmonar. Deve-se injetar salina com baixas temperaturas na via azul (via proximal). e um termistor na ponta do cateter faz a leitura da mudança de temperatura em relação ao sangue criando uma curva. O débito cardíaco é calculado pela área sob a curva. Os valores normais são de aproximadamente 3,5 a 7 L/min e pode reduzir a acurácia na presença de insuficiência tricúspide e condições de muito baixo DC.

O índice cardíaco é o DC calculado dividido pela área de superfície corporal do paciente em m^2. É mais utilizado do que o valor absoluto do DC por reduzir interpretações inadequadas e seus valores normais variam entre 2,8 e 4,2 L/min/m^2.

A POAP é um marcador indireto de pressão do átrio esquerdo, pressão diastólica do VE e volume diastólico final do VE. Apesar de geralmente a POAP alta se relacionar com disfunção de VE ou hipervolemia, essa relação depende da complacência ventricular.

Quando a complacência é reduzida, como em casos de hipertrofia ou uso de drogas vasoativas, um pequeno aumento de volume pode produzir aumento significativo de pressões; enquanto em casos de complacência aumentada, o mesmo aumento de volume produz discreto aumento de pressões.

A pressão venosa central (PVC) possibilita avaliar de maneira indireta a pressão atrial direito. Apesar de várias limitações e críticas a esse parâmetro para monitorização, situações de elevação de PVC acima de 8 a 12 mmHg em pacientes em ventilação espontânea ou acima de 12 a 15 mmHg em pacientes sob ventilação mecânica devem ser mais cuidadosas.

A resistência vascular sistêmica é calculada pela pressão arterial média (PAM), PVC e DC. Seus valores normais são de aproximadamente 800 a 1.200 dyn-seg/cm^5.

A SvO_2 é outro parâmetro que pode ser medido pelo CAP, de forma intermitente ou, a depender do dispositivo, de forma contínua. Valores inferiores a 65% podem sugerir aumento da taxa de extração de oxigênio secundário à redução de oferta tecidual, decorrente de redução de DC ou de CaO_2.

Vários outros parâmetros podem ser medidos, de forma direta ou indireta, pelo cateter de artéria pulmonar, conforme a Tabela 13.1.

■ Tabela 13.1 – parâmetros do cateter de Swan Ganz e seus valores normais.

Variável	Sigla	Valores normais
Saturação venosa mista O_2	SvO_2	60% a 80%
Débito cardíaco	DC	4 a 8 L/min
Índex cardíaco	IC	2,5 a 4 L/min/m²
Pressão venosa central	PVC	2 a 6 mmHg
Volume sistólico	VS	60 a 100 mL
Variação de volume sistólico	VVS	10% a 15 %
Resistência vascular sistêmica	RVS	800 a 1.200 dyn.seg/cm⁵
Pressão sistólica de artéria pulmonar	PASP	15 a 30 mmHg
Pressão diastólica de artéria pulmonar	PADP	8 a 15 mmHg
Pressão de oclusão de artéria pulmonar	POAP	6 a 12 mmHg
Volume diastólico final de VD	VDVD	100 a 160 mL
Volume sistólico final de VD	VSVD	50 a 100 mL
Fração ejeção de VD	FEVD	40% a 60%
Pressão sistólica VD	PSVD	15 a 30 mmHg
Pressão diastólica VD	PDVD	2 a 8 mmHg

Fonte: Adaptada de Bootsma, et al., 2021.

BIBLIOGRAFIA

1. Bootsma IT, et al. The contemporary pulmonary artery catheter. Part 2: measurements, limitations and clinical applications. Journal of Clinical Monitoring and Computing. 2021;36(1):17-31. doi: 10.1007/s10877-021-00673-5.

2. Chatterjee K, et al. The Swan-Ganz catheters: past, present and future, a viewpoint. Circulation. 2009;119(1):147-52. doi: 10.1161/CIRCULATIONAHA.108.811141.

3. de Azevedo LCP, Taniguchi LU, Ladeira JP. Medicina intensiva, abordagem prática. 2. ed. Barueri: Manole, 2015.

4. Harvey S, et.al. Assessment of the clinical effectiveness of pulmonary artery catheters in management of patients in intensive care (PAC-Man): a randomised controlled trial. The Lancet. 2005;366(9484):472-7. doi: 10.1016/S0140-6736(05)67061-4.

5. Heidenreich PA, et al. 2022 AHA/ACC/HFSA guideline for the management of heart failure: a report of the American College of Cardiology/American Heart Association Joint Committee on Clinical Practice Guidelines. Circulation. 2022;145(18):895-1032. doi: 10.1161/CIR.0000000000001063.

6. Kelly C, Rabbani L. Pulmonary-artery catheterization. New Eng. J. Med. 2013;369(25):e35. doi: 10.1056/NEJMvcm1212416.

7. Sandham JD, et al. A randomized, controlled trial of the use of pulmonary-artery catheters in high-risk surgical patients. New Eng. J. Med. 2003;348(1):5-14. doi: 10.1056/NEJMoa021108.

8. Shah MR, et al. Impact of the pulmonary artery catheter in critically ill patients: meta--analysis of randomized clinical trials. JAMA. 2005;294(13):1664-70.

9. The ESCAPE Investigators and ESCAPE Study Coordinators. Evaluation Study of Congestive Heart Failure and Pulmonary Artery Catheterization Effectiveness. JAMA. 2005;294(13):1625-33. doi: 10.1001/jama.294.13.1625.

10. The National Heart, Lung and Blood Institute Acute Respiratory Distress Syndrome (ARDS) Clinical Trials Network. Pulmonary-artery versus central venous catheter to guide treatment of acute lung injury. New Eng. J. Med. 2006;354(21):2213-24. doi: 10.1056/NEJMoa061895.

11. Vallabhan R, "Interpretation of Swan-Ganz Catheter Data," Baylor Univ. Med. Cent. Proc. 1994;7(4):3-10. doi: 10.1080/08998280.1994.11929884.

12. Vincent JL, De Backer D. Oxygen transport – the oxygen delivery controversy. Intensive Care Med. 2004;30(11):1990-6. doi: 10.1007/s00134-004-2384-4.

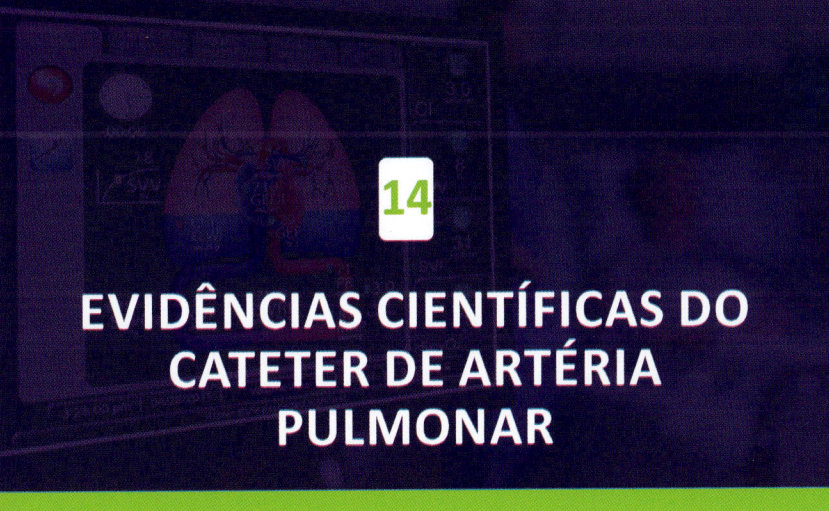

Barbara Camarco do Lago Arcoverde

Em virtude da facilidade do uso do cateter de Swan Ganz à beira-leito e da sua capacidade de fornecer importantes informações dinâmicas de um paciente no cenário de choque, seu uso aumentou rapidamente desde sua introdução na prática clínica.

No cenário de infarto agudo do miocárdio (IAM), por exemplo, o cateter de artéria pulmonar (CAP) possibilita o diagnóstico imediato e facilita o manejo de complicações como choque cardiogênico, a insuficiência mitral por rompimento de músculos papilares ou a ruptura de septo. Apesar de a ecocardiografia à beira-leito atualmente promover um papel fundamental nesse perfil de paciente, especialmente em relação ao diagnóstico, o CAP ainda é capaz de fornecer variáveis hemodinâmicas que norteiam a condução.

Apesar dessas vantagens, alguns estudos sugeriram aumento de mortalidade quando utilizado o CAP no cenário de IAM, não se indicando mais seu uso de maneira rotineira nesse grupo de pacientes. Recomenda-se enfaticamente seu uso apenas no choque cardiogênico resultante de IAM de ventrículo direito (VD) ou de ventrículo esquerdo (VE), após a terapia de reperfusão.[3]

O cateter Swan-Ganz em pacientes cirúrgicos, em geral, também era amplamente utilizado, mesmo sem indicações bem estabelecidas pela literatura, resultando em aumento inevitável de complicações.

O estudo *PAC Man* foi um ensaio clínico randomizado realizado em 65 unidades de terapia intensiva (UTI) do Reino Unido, publicado em 2005. Foram selecionados pacientes admitidos na UTI, excluindo-se indivíduos abaixo de 16 anos, em pré-operatório de cirurgias eletivas e pacientes já admitidos com CAP. Pacientes alocados no grupo-controle foram conduzidos sem o uso do dispositivo, com cuidados habituais, enquanto o grupo-intervenção recebeu o CAP logo após randomização. Em ambos os grupos, poderiam se utilizar outros métodos menos invasivos de monitorização hemodinâmica.[6]

As complicações mais comuns foram hematoma no sítio de inserção (4%), punções arteriais (3%), arritmias após 1 hora da inserção (3%) com um paciente evoluindo com parada cardiorrespiratória. Outras complicações incluíram pneumotórax (dois pacientes) e hemotórax (um paciente).[6] O grupo de colaboradores concluiu que o uso do Swan-Ganz não mostrou benefício em reduzir mortalidade nesse cenário.[6]

Outras complicações relacionadas ao CAP relatadas na literatura incluem insuficiência mitral, bloqueio de ramo direito, ruptura de artéria pulmonar, trombose venosa, infarto pulmonar e infecções.

Sadham et al. publicaram, em 2003, outro grande ensaio clínico randomizado que incluiu pacientes acima de 60 anos que seriam submetidos a cirurgias, eletivas ou de urgência, abdominal, torácica, vascular ou para correção de fraturas, portanto classificados como ASA III ou IV.

O grupo-controle seria conduzido com cuidados habituais (com permissão de uso de pressão venosa central [PVC]) e o grupo intervenção recebia o CAP antes do início do procedimento e precisavam alcançar metas preestabelecidas de oferta de oxigênio (DO_2), insuficiência cardíaca (IC), pressão arterial média (PAM), frequência cardíaca (FC) e hematócrito (Ht). Observaram ausência de benefícios no uso de CAP neste grupo de doentes.

Na síndrome da angústia respiratória aguda (SDRA) também já foi utilizado amplamente o cateter de Swan-Ganz. O estudo *FACTT*, publicado em 2006, incluiu pacientes com diagnóstico de SDRA leve, moderada e grave, e divididos em um grupo que receberia apenas cateter venoso central (CVC) e outro receberia CAP. Todos os pacientes receberam estratégia de ventilação protetora. Os autores concluíram que o dispositivo não tinha benefícios no manejo hemodinâmico desses doentes em relação à mortalidade e não deve ser usado de forma rotineira.

O estudo *ESCAPE* foi publicado no JAMA, em 2005, e incluiu pacientes com insuficiência cardíaca grave, muito sintomáticos a despeito da terapia otimizada. Seu objetivo era avaliar o impacto do uso do CAP no tratamento desses doentes, analisando a sobrevida fora do hospital por 6 meses.

Foram divididos em grupo-controle e conduzido por terapia definida por avaliação clínica ou grupo intervenção conduzido com base nos parâmetros visualizados no CAP.

Concluiu-se que cateter de artéria pulmonar não mostrou diferença quando comparada com o uso de cuidados habituais, contraindicando o uso do dispositivo de forma rotineira.

O *guideline* de 2022 da American Heart Association recomenda, com grau de evidência IIA (recomendação moderada), a monitorização com o cateter em pacientes portadores de insuficiência cardíaca e que evoluem com piora clínica, sem a possibilidade de avaliação adequada de parâmetros hemodinâmicos de forma não invasiva.

Ainda em 2005, Shah et al. publicaram uma metanálise de ensaios clínicos randomizados que avaliavam o uso do CAP com o objetivo de avaliar o impacto de dispositivo em pacientes críticos. Concluiu-se que seu uso era neutro, sem resultados benéficos ou maléficos aos pacientes.

Na metanálise, os autores comentam que os alvos objetivados nos pacientes submetidos ao dispositivo não têm evidência de eficácia. Além disso, possivelmente as populações que se beneficiariam da ferramenta não foram contempladas no estudo.

Uma crítica comum a todos esses estudos, se deve ao fato de o cateter de Swan-Ganz não ser usado como uma ferramenta para auxílio diagnóstico. A interpretação incorreta dos dados fornecidos pelo dispositivo pode resultar em terapias inapropriadas e piorar desfechos.

BIBLIOGRAFIA

1. Bootsma IT, et al. The contemporary pulmonary artery catheter. Part 2: measurements, limitations and clinical applications. Journal of Clinical Monitoring and Computing. 2021;36(1):17-31. doi: 10.1007/s10877-021-00673-5.

2. Chatterjee K, et al. The Swan-Ganz catheters: past, present and future, a viewpoint. Circulation. 2009;119(1):147-52. doi: 10.1161/CIRCULATIONAHA.108.811141.

3. de Azevedo LCP, Taniguchi LU, Ladeira JP. Medicina intensiva, abordagem prática. 2. ed. Barueri: Manole, 2015.

4. Harvey S, et.al. Assessment of the clinical effectiveness of pulmonary artery catheters in management of patients in intensive care (PAC-Man): a randomised controlled trial. The Lancet. 2005;366(9484):472-7. doi: 10.1016/S0140-6736(05)67061-4.

5. Heidenreich PA, et al. 2022 AHA/ACC/HFSA guideline for the management of heart failure: a report of the American College of Cardiology/American Heart Association Joint Committee on Clinical Practice Guidelines. Circulation. 2022;145(18):895-1032. doi: 10.1161/CIR.0000000000001063.

6. Kelly C, Rabbani L. Pulmonary-artery catheterization. New Eng. J. Med. 2013;369(25):e35. doi: 10.1056/NEJMvcm1212416.

7. Sandham JD, et al. A randomized, controlled trial of the use of pulmonary-artery catheters in high-risk surgical patients. New Eng. J. Med. 2003;348(1):5-14. doi: 10.1056/NEJMoa021108.

8. Shah MR, et al. Impact of the pulmonary artery catheter in critically ill patients: meta-analysis of randomized clinical trials. JAMA. 2005;294(13):1664-70.

9. The ESCAPE Investigators and ESCAPE Study Coordinators. Evaluation Study of Congestive Heart Failure and Pulmonary Artery Catheterization Effectiveness. JAMA. 2005;294(13):1625-33. doi: 10.1001/jama.294.13.1625.

10. The National Heart, Lung and Blood Institute Acute Respiratory Distress Syndrome (ARDS) Clinical Trials Network. Pulmonary-artery versus central venous catheter to guide treatment of acute lung injury. New Eng. J. Med. 2006;354(21):2213-24. doi: 10.1056/NEJMoa061895.

11. Vallabhan R. Interpretation of Swan-Ganz catheter data. Baylor Univ. Med. Cent. Proc. 1994;7(4):3-10. doi: 10.1080/08998280.1994.11929884.

12. Vincent JL, De Backer D. Oxygen transport – the oxygen delivery controversy. Intensive Care Med. 2004;30(11):1990-6. doi: 10.1007/s00134-004-2384-4.

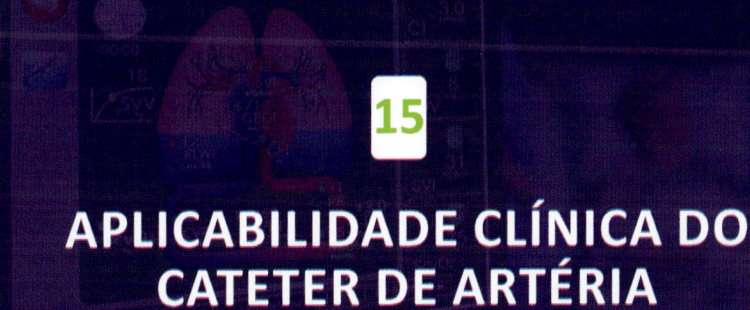

15

APLICABILIDADE CLÍNICA DO CATETER DE ARTÉRIA PULMONAR

Barbara Camarco do Lago Arcoverde

→ Aplicabilidade clínica

A passagem do cateter de Swan-Ganz tem se reduzido significativamente nas últimas décadas. Essa redução deve-se ao fato de ser um procedimento invasivo e de estudos anteriores mostrarem ausência de benefício em diversas situações. As novas gerações tiveram menos contato com a ferramenta e por isso a indicam com menos frequência. Além disso, diversas ferramentas menos invasivas têm sido utilizadas atualmente na monitorização hemodinâmica do paciente grave, como o ecocardiograma e os monitores de mensuração de débito cardíaco (DC) por meio de termodiluição ou análise do contorno da onda de pulso.

Essas tecnologias foram derivadas de conhecimentos adquiridos com o cateter de artéria pulmonar (CAP) e sua acurácia é estudada pela comparação com o CAP, que permanece o padrão-ouro na mensuração do DC.

Sendo assim, ainda permanecem algumas indicações para o seu uso, conforme o Quadro 15.1.

◼ Quadro 15.1 – Possíveis indicações para monitorização com cateter de Swan-Ganz.

Possíveis indicações para o uso do cateter de Swan-Ganz
Choque cardiogênico pós-infarto do miocárdio, após terapia de reperfusão
Infarto agudo do miocárdio com complicação mecânica
Diagnóstico diferencial de hipertensão pulmonar
Insuficiência cardíaca complicada por doença pulmonar obstrutiva crônica
Insuficiência cardíaca potencialmente reversível
Transplante coração e/ou pulmão
Transplante hepático
Choque de etiologia indefinida

Fonte: Acervo pessoal dos autores.

Já as contraindicações para a passagem do CAP são endocardite em câmaras direitas, tumores ou massas, coagulopatia grave, prótese de valva tricúspide ou pulmonar e alteração significativa de septo interatrial.

Quando avaliados parâmetros com o objetivo de identificar o tipo de choque, observam-se características clássicas, visualizadas no Quadro 15.2.

◼ Quadro 15.2 – Classificação de tipos de choque por parâmetros hemodinâmicos fornecidos pelo cateter de artéria pulmonar.

	DC	RVS	PVC	POAP	SVO_2
Choque hipovolêmico	↓	↑	↓	↓	↓
Choque cardiogênico	↓	↑	↑	↑	↓
Choque distributivo	↑	↓	↓	↓	↑
Choque obstrutivo	↓	↑	↑	↑	↓

DC: débito cardíaco; POAP: pressão de oclusão de artéria pulmonar; PVC: pressão venosa central; RVS: resistência vascular sistêmica; SVO2: saturação venosa de oxigênio.
Fonte: Acervo pessoal dos autores.

→ Conclusão

O cateter de Swan-Ganz foi dispositivo imprescindível para o aprofundamento do conhecimento da fisiologia hemodinâmica. Apesar disso, sua utilização na prática clínica se reduziu significativamente nos últimos 30 anos, especialmente após vários estudos mostrando ausência de benefício nas populações estudadas e do avanço de tecnologias menos invasivas para monitorização hemodinâmica.

É importante destacar que se trata de ferramenta diagnóstica e que a interpretação dos seus parâmetros deve ser realizada de forma correta e eficiente. Assim como com qualquer sistema de monitorização, o desfecho do paciente depende do uso adequado das informações fornecidas.

Finalmente, o cateter de Swan-Ganz ainda tem espaço relevante em populações específicas e quando bem indicado, devendo ser utilizado de forma individualizada e por profissionais experientes a fim de redução das complicações.

BIBLIOGRAFIA

1. Bootsma IT, et al. The contemporary pulmonary artery catheter. Part 2: measurements, limitations and clinical applications. Journal of Clinical Monitoring and Computing. 2021;36(1):17-31. doi: 10.1007/s10877 021-00673-5.

2. Chatterjee K, et al. The Swan-Ganz catheters: past, present and future. A viewpoint. Circulation. 2009;119(1):147-52. doi: 10.1161/CIRCULATIONAHA.108.811141.

3. de Azevedo LCP, Taniguchi LU, Ladeira JP. Medicina intensiva, abordagem prática. 2. ed. Barueri: Manole, 2015.

4. Harvey S, et.al. Assessment of the clinical effectiveness of pulmonary artery catheters in management of patients in intensive care (PAC-Man): a randomised controlled trial. The Lancet. 2005;366(9484):472-7. doi: 10.1016/S0140-6736(05)67061-4.

5. Heidenreich PA, et al. 2022 AHA/ACC/HFSA guideline for the management of heart failure: a report of the American College of Cardiology/American Heart Association Joint Committee on Clinical Practice Guidelines. Circulation. 2022;145(18):895-1032. doi: 10.1161/CIR.0000000000001063.

6. Kelly C, Rabbani L. Pulmonary-artery catheterization. New Eng. J. Med. 2013;369(25):e35. doi: 10.1056/NEJMvcm1212416.

7. Sandham JD, et al. A randomized, controlled trial of the use of pulmonary-artery catheters in high-risk surgical patients. New Eng. J. Med. 2003;348(1):5-14. doi: 10.1056/NEJMoa021108.

8.   Shah MR, et al. Impact of the pulmonary artery catheter in critically ill patients: meta--analysis of randomized clinical trials. JAMA. 2005;294(13):1664-70.

9.   The ESCAPE Investigators and ESCAPE Study Coordinators. Evaluation study of congestive heart failure and pulmonary artery catheterization effectiveness. JAMA. 2005;294(13):1625-33. doi: 10.1001/jama.294.13.1625.

10. The National Heart, Lung and Blood Institute Acute Respiratory Distress Syndrome (ARDS) Clinical Trials Network. Pulmonary-artery versus central venous catheter to guide treatment of acute lung injury. New Eng. J. Med. 2006;354(21):2213-24. doi: 10.1056/NEJMoa061895.

11. Vallabhan R. Interpretation of Swan-Ganz Catheter Data. Baylor Univ. Med. Cent. Proc. 1994;7(4):3-10. doi: 10.1080/08998280.1994.11929884.

12. Vincent JL, De Backer D. Oxygen transport – the oxygen delivery controversy. Intensive Care Med. 2004;30(11):1990-6. doi: 10.1007/s00134-004-2384-4.